Notfallmedizin direkt

W0226838

Notfallmedizin direkt

Leitlinien zu Diagnostik und Therapie

F. Bremer
U. Hörnchen
A. Bartsch
J. Schüttler

Konzept: A. Dienerowitz, B. Paetz

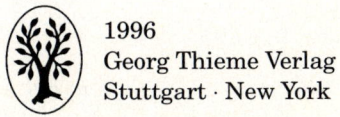
1996
Georg Thieme Verlag
Stuttgart · New York

Die Deutsche Bibliothek – CIP-Einheitsaufnahme

Notfallmedizin direkt : Leitlinien zu Diagnostik und Therapie /
F. Bremer ... – Stuttgart ; New York : Thieme, 1996
NE: Bremer, Frank

Wichtiger Hinweis:
Wie jede Wissenschaft ist die Medizin ständigen Entwicklungen unterworfen. Forschung und klinische Erfahrung erweitern unsere Erkenntnisse, insbesondere was Behandlung und medikamentöse Therapie anbelangt. Soweit in diesem Werk eine Dosierung oder eine Applikation erwähnt wird, darf der Leser zwar darauf vertrauen, daß Autoren, Herausgeber und Verlag große Sorgfalt darauf verwandt haben, daß diese Angabe **dem Wissensstand bei Fertigstellung des Werkes entspricht.**
Für Angaben über Dosierungsanweisungen und Applikationsformen kann vom Verlag jedoch keine Gewähr übernommen werden. **Jeder Benutzer ist angehalten,** durch sorgfältige Prüfung der Beipackzettel der verwendeten Präparate und gegebenenfalls nach Konsultation eines Spezialisten festzustellen, ob die dort gegebene Empfehlung für Dosierungen oder die Beachtung von Kontraindikationen gegenüber der Angabe in diesem Buch abweicht. Eine solche Prüfung ist besonders wichtig bei selten verwendeten Präparaten oder solchen, die neu auf den Markt gebracht worden sind. **Jede Dosierung oder Applikation erfolgt auf eigene Gefahr des Benutzers.** Autoren und Verlag appelieren an jeden Benutzer, ihm etwa auffallende Ungenauigkeiten dem Verlag mitzuteilen.

© 1996 Georg Thieme Verlag, Rüdigerstraße 14, D-70469 Stuttgart
Printed in Germany
Satz: DataSatz Roßberg, D-72555 Metzingen
(Ventura Publisher 4.11)
Druck: Druckhaus Götz GmbH, D-71636 Ludwigsburg

ISBN 3-13-106491-9   1 2 3 4 5 6

Vorwort

Das Hauptanliegen der modernen Notfallmedizin besteht darin, bei akuten Notfällen und schweren Verletzungen möglichst schnell eine kompetente medizinische Versorgung zu gewährleisten. Das ärztliche Handeln orientiert sich dabei an einer Strategie, die auf das absolut Notwendige an Diagnostik und Therapie konzentriert ist, um eine Wiederherstellung bzw. primäre Stabilisierung der Vitalfunktionen sicherzustellen. Die zur Anwendung kommenden Behandlungskonzepte sind heute weitgehend standardisiert und basieren auf den Ergebnissen wissenschaftlicher Untersuchungen aus den verschiedenen an der Notfallmedizin beteiligten Fachdisziplinen. Durch den hohen Grad der Standardisierung ist mittlerweile die Möglichkeit geschaffen worden, auch in der Notfallmedizin qualitätssichernde Maßnahmen zu ergreifen, indem man die tatsächlich durchgeführte Individualbehandlung mit den allgemein gültigen Richtlinien und Empfehlungen vergleicht und eine Korrelation zum Outcome der Patienten herstellt.

„Notfallmedizin direkt" stellt in konzentrierter Form notärztliche Behandlungsabläufe so dar, daß sie direkt in die praktische Anwendung umgesetzt werden können. Bei der Erarbeitung und Darstellung der Diagnose- und Therapiestrategien haben wir uns orientiert an dem, was wissenschaftlich erwiesenermaßen zu einer Verbesserung des vital bedrohlichen Patientenzustandes führt, klinisch machbar ist und sich in der täglichen Praxis bewährt hat. Bei letzterem haben wir uns maßgeblich auf unsere eigene Erfahrung gestützt, die hauptsächlich im Notarzt- und Rettungsdienst der Stadt Bonn gewonnen wurde. Notfallmedizinische Strategien werden durch praxisorientierte Hinweise und kurzgefaßte Übersichten, die sich auf die wesentlichen Informationen zu den abgehandelten Krankheitsbildern und Verletzungsarten beschränken, vermittelt. Zum Teil werden notärztliche Handlungsabläufe in Form von Algorithmen dargestellt. Dies führt zu einem Ansatz, der auch den jungen Notärzten und den Kollegen, die nicht regelmäßig mit Notfällen konfrontiert sind, von Anfang an ein zielgerichtetes Vorgehen ermöglichen soll. Möge dieser Leitfaden für alle Kollegen, die im Rahmen des Notarztdienstes oder der sonstigen ärztlichen Tätigkeit mit Notfällen konfrontiert sind, ein hilfreicher Begleiter sein.

Erlangen, im Januar 1996

Jürgen Schüttler
für die Autoren

Anschriften

Dr. med. Frank Bremer
Klinik für Anästhesiologie der
Friedrich-Alexander-Universität Erlangen-Nürnberg
Krankenhausstraße 12
91054 Erlangen

Prof. Dr. med. Ulrich Hörnchen
Marien-Hospital Düsseldorf
Anästhesieabteilung
Rochusstraße 2
40479 Düsseldorf

Dr. med. Andreas Bartsch
Evangelisches Krankenhaus Bonn-Bad Godesberg
Anästhesieabteilung
Waldstraße 73
53177 Bonn

Prof. Dr. med. Jürgen Schüttler
Klinik für Anästhesiologie der
Friedrich-Alexander-Universität Erlangen-Nürnberg
Krankenhausstraße 12
91054 Erlangen

Inhaltsverzeichnis

Allgemeine Notfallmedizin

Grundlagen der präklinischen Notfallmedizin

Untersuchung des Notfallpatienten

Ablauf der Notfalluntersuchung

– Beschwerden, Spontanäußerungen des Patienten.
– Orientierende Untersuchung der Vitalfunktionen und ggf. Einleiten von lebensrettenden Sofortmaßnahmen.

Nach der Untersuchung und Sicherung der Vitalfunktionen

▻ Eigen- und Fremdanamnese (z. B. Vorerkrankungen, Operationen, Medikation, Unfallhergang).
▻ Ausführlichere, problemorientierte körperliche Untersuchung; beim bewußtseinsgestörten und beim polytraumatisierten Patienten Untersuchung „von Kopf bis Fuß" (s. Polytrauma).
▻ Zusatzuntersuchungen technischer und laborchemischer Art (z. B. Pulsoximetrie, Blutzuckermessung).

Untersuchung der Vitalfunktionen

▻ Die Überprüfung der Vitalfunktionen (Atmung, Herz-Kreislauf-Funktion und Funktion des Zentralnervensystems) steht immer am Anfang der Diagnostik und muß am Notfallort noch vor dem Transport in das Rettungstransportmittel erfolgen.
▻ Bei der Beurteilung der Vitalfunktionen werden Alarmzeichen (Hinweis auf akute Störungen), Warnzeichen (Hinweis auf drohende Störungen) und Begleitsymptome (unspezifische Zeichen) unterschieden.

Atmung

Zur orientierenden Untersuchung der Atmung reicht die Inspektion:
– Bei bewußtlosen Patienten immer zuerst die Atemwege freimachen.
– Alarmzeichen: Apnoe, Schnappatmung, Stridor, massive Hämoptoe.
– Warnzeichen: Luftnot, Orthopnoe, Zyanose.
– Begleitsymptome: Unruhe, Angst, Bewußtseinsstörungen.

Herz-Kreislauf-Funktion

Zur orientierenden Untersuchung der Herz-Kreislauf-Funktion gehören die Palpation des Pulses, die Blutdruckmessung und die EKG-Diagnostik:
– Alarmzeichen: Herz-Kreislauf-Stillstand, Schock, Lungenödem.
– Warnzeichen: Thoraxschmerz, Herzrhythmusstörungen, Tachykardie, hämodynamisch relevante Bradykardie, ausgeprägte Hypo- bzw. Hypertonie, Einflußstauung, Luftnot, Zyanose.
– Begleitsymptome: Unruhe, Angst, Bewußtseinsstörungen, Übelkeit, Ödeme.

Zentralnervensystem

Zur orientierenden Untersuchung der Funktion des Zentralnerven-
systems gehört vor allem die Beurteilung des Bewußtseins mit einer
Einteilung z. B. nach der Glasgow-Koma-Skala:
– Alarmzeichen: Koma, Pupillendifferenz, akute Lähmungen,
  Krämpfe.
– Warnzeichen: Bewußtseinstrübung, Erbrechen, Halbseitensympto-
  matik, pathologische Reflexe, pathologische Atemtypen.
– Begleitsymptome: Kopfschmerzen, Übelkeit, Erbrechen, Unruhe,
  Apathie.

Glasgow-Koma-Skala

Augenöffnen		beste verbale Antwort		beste motorische Antwort	
spontan	4	orientiert	5	befolgte Aufforderung	6
auf Anruf	3	verwirrt	4	gezielte Schmerzabwehr	5
auf Schmerz	2	einzelne Wörter	3	ungezielte Schmerzabwehr	4
nicht	1	unverständliche Laute	2	Beugesynergie	3
		keine	1	Strecksynergie	2
				keine	1

Weiterführende Untersuchungen

Atmung

➪ Anamnese: Schmerzen, Luftnot, Husten, Auswurf, Fieber, Medika-
  tion.
➪ Inspektion: Atemexkursionen (Seitenvergleich), Zyanose, Dyspnoe,
  Stridor, pathologische Atemtypen, Hautemphysem.
➪ Perkussion: Klopfschalldifferenzen.
➪ Auskultation: pathologische Atemgeräusche.
➪ Zusatzuntersuchungen: EKG, Blutdruck, Pulsoximetrie, Blutzuk-
  ker, ggf. Aceton in der Exspirationsluft.

Merke: Perkussion und Auskultation in geräuscherfüllter Umgebung des Notfallortes oft schwierig.

Herz-Kreislauf-Funktion

➪ Anamnese: Thorax-, Kopf- und Extremitätenschmerzen (Beginn,
  Dauer, Charakter, Ausstrahlung), Herzrhythmusstörungen, Synko-
  pen, Luftnot, Medikation.
➪ Inspektion: Dyspnoe, (periphere) Zyanose, Nagelbettdurchblutung,
  Hautturgor, Hydratation der Schleimhäute.
➪ Palpation: Pulse (Karotis, Radialis, Femoralis, Fußpulse).
➪ Auskultation: pathologische Herz- und Gefäßgeräusche, pathologi-
  sche Atemgeräusche.
➪ Zusatzuntersuchungen: Blutdruck, EKG.

Zentralnervensystem

- ⮡ Anamnese: Krämpfe, Lähmungen, Kopfschmerzen, Erbrechen, Kopfverletzungen, Medikation.
- ⮡ Inspektion: Pupillen, Lähmungen, Hautturgor, Hautfarbe, Geruch.
- ⮡ Palpation: Karotispuls.
- ⮡ Auskultation: pathologische Herz- und Gefäßgeräusche, pathologische Atemgeräusche.
- ⮡ Zusatzuntersuchungen: Blutdruck, EKG, Meningismus, Reflexstatus, Blutzucker, ggf. Aceton in der Exspirationsluft.

Traumapatienten

- ⮡ Anamnese: Unfallhergang, Vorerkrankungen, Medikation.
- ⮡ Inspektion: Schmerzen, Thoraxexkursionen, Bewußtseinsstörungen, Pupillen, Wunden, Blutungen, Prellmarken, Fehlstellungen.
- ⮡ Palpation: Pulse (Karotis, Radialis, Femoralis, Fußpulse), instabiler Thorax, Hautemphysem, Druckschmerz, Abwehrspannung der Bauchdecke, abnorme Extremitätenbeweglichkeit.
- ⮡ Auskultation: pathologische Atemgeräusche.
- ⮡ Zusatzuntersuchungen: Blutdruck, EKG, Pulsoximetrie.

Blutdruckmessung

Manuelle Blutdruckmessung nach Riva-Rocci

- ↪ Manschettenbreite so wählen, daß ⅔ des Oberarmes bedeckt sind.
- ↪ Keine enge Kleidung am Arm hochschieben, nicht durch die Kleidung messen.
- ↪ Zwischen Manschette und Ellenbeuge 2 Querfinger Abstand halten.
- ↪ Puls der A. radialis palpieren und Manschettendruck so lange erhöhen, bis der Puls nicht mehr tastbar ist.
- ↪ Unter Auskultation der A. brachialis in der Ellenbeuge Manschettendruck langsam ablassen → erstmaliges Auftreten (systolischer Druck) und vollständiges Verschwinden (diastolischer Druck) des pulssynchronen Geräusches dokumentieren.

Manuelle Blutdruckmessung mittels Palpation

- ↪ Statt Auskultation der A. brachialis in der Ellenbeuge Palpation des Radialispulses beim Ablassen des Manschettendrucks → erstmaliges Auftreten des Radialispulses entspricht dem systolischen Blutdruck.

Merke:
- Manschettenbreite sollte der Dicke des Weichteilmantels angepaßt sein (schmale Manschetten für Kinder, überbreite für adipöse Patienten).
- Durch zu kleine Blutdruckmanschetten werden falsch hohe Blutdruckwerte gemessen.
- Bei niedrigen Blutdruckwerten, z. B. bei Patienten mit Schock, ist die manuelle Blutdruckmessung schwierig durchzuführen; die ermittelten Blutdruckwerte sind oft ungenau → automatische Blutdruckmeßgeräte liefern hier bessere Ergebnisse.

Automatische Blutdruckmessung (oszillometrische Methode)

- ↪ Auswahl und Anlegen der Blutdruckmanschette wie oben.
- ↪ Nach Einschalten des Gerätes erfolgt die Blutdruckmessung automatisch.
- ↪ Die Messungen sind hinreichend genau bis zu systolischen Blutdruckwerten von etwa 60 mmHg.

Merke: Automatische Blutdruckmeßgeräte sind bei unruhigen Patienten oder während des Transports nur bedingt einsetzbar (Beeinflussung der Messungen durch Bewegungsartefakte).

Elektrokardiogramm (EKG)

Indikation

– Standardmonitoring in der Notfallmedizin.
– Diagnostik von Herzrhythmusstörungen bzw. zur Differentialdiagnostik der Art eines Herz-Kreislauf-Stillstandes.
– Diagnose und Differentialdiagnose bestimmter Erkrankungen (z. B. Myokardinfarkt).

Material

⭢ Der EKG-Monitor ist meist Bestandteil eines kompakten EKG-Defibrillationsgerätes.
⭢ 12-Kanal-EKG zur Diagnose vor der Lysetherapie eines Myokardinfarkts.
⭢ Einmal-Klebeelektroden.

> **Merke:** Der Notarzt muß mit dem Umgang eines EKG-Defibrillationsgerätes vertraut sein → Geräte-Einweisung nach der medizinischen Geräteverordnung.

Anwendung

➤ Plazierung der Klebeelektroden nach der „Ampelregel".

Farbkennung der Kabelklemme	Plazierung der Klebeelektrode
rot	rechte Schulter
gelb	linke Schulter
grün	linke Flanke
schwarz*	rechte Flanke
weiß*	Position V1 bis V6 möglich (Brustwandableitungen)

*bei Verwendung eines EKG-Kabels mit fünf Patientenleitungen

➤ EKG-Monitor auf Ableitung II einstellen (Standardeinstellung).
➤ Ggf. zur Dokumentation EKG-Streifen schreiben.

> **Merke:**
> – Das EKG gibt nur Informationen über die elektrische Aktivität des Herzmuskels, Aussagen über die mechanische Pumpleistung können nicht getroffen werden.
> – Bei Herz-Kreislauf-Stillstand EKG-Schnelldiagnostik mit Hilfe der Defibrillationselektroden (Paddels).
> – EKG-Artefakte durch Diskonnektion, Muskelzittern, Patientenbewegungen und Transport möglich (Fehldeutung als Arrhythmie → zur Kontrolle Puls prüfen).

Pulsoximetrie

Indikation

Alle Formen der respiratorischen Insuffizienz (z. B. akutes Asthma bronchiale, Herzinsuffizienz, Lungenödem).

Besonderheiten

⤷ Nichtinvasive, spektralphotometrische Messung der Sauerstoffsättigung (Funktion nach dem Lambert-Beer-Gesetz).

⤷ Signalaufnehmer an einer Fingerbeere (Zeigefinger) oder am Ohrläppchen anbringen.

⤷ Bei Kleinkindern transbukkale Messung.

⤷ Nur pulsatile Zustände können gemessen werden → kein Signal bei Zentralisation des Kreislaufs (Schock, Hypothermie, kardiopulmonale Reanimation).

⤷ Met-Hb, CO-Hb und Methylenblau können durch die Pulsoximetrie nicht erfaßt werden → falsch hohe SaO_2-Werte bei Vorliegen dieser Verbindungen.

Cave: Bei Rauchgasvergiftungen eingeschränkte Verwertbarkeit, da CO-Hb und Met-Hb im Blut vorliegen können.

Periphervenöser Zugang

Indikation

– Intravenöse Applikation von Pharmaka (sichere Wirkung durch 100 %ige Bioverfügbarkeit).
– Volumensubstitution.

Merke: Der periphervenöse Zugang ist der Zugang der Wahl im Rettungsdienst.

Material

Flexible Kunststoffkanülen verwenden; keine starren Metallkanülen einsetzen.

Kanülengrößen

Außendurchmesser (mm)	Kennfarbe	Durchflußrate (ml/min)	Verwendung
0,8	blau	25	Kleinkinder
1,0	rosa	60	Kinder
1,2	grün	95	Erwachsene
1,4	gelb	140	
1,7	grau	190	größere Blutverluste, Volumenmangelschock
2,0	braun	300	größere Blutverluste, Volumenmangelschock

Punktionsort

▷ Zuerst Handrückenvene punktieren; bei Mißlingen oder bei der Notwendigkeit mehrerer venöser Zugänge danach am Unterarm und in der Ellenbeuge punktieren.
▷ Bei schwierigen Venenverhältnissen bzw. bei zentralisierten Patienten V. jugularis externa punktieren (ggf. in Kopftieflage zur besseren Venenfüllung).

Merke:
– A. brachialis liegt in enger Nachbarschaft zu den Kubitalvenen (Fehlpunktion und versehentliche intraarterielle Injektion möglich).
– Ein Hämatom nach Fehlpunktion einer Unterarm- oder Ellenbeugenvene kann durch Infusion über eine distal davon gelegene Handrückenvene verstärkt werden.
– Venen der unteren Extremität nur dann punktieren, wenn sich kein anderer Punktionsort zur peripheren Venenpunktion anbietet (Thrombosegefahr).

Durchführung

➤ Extremität stauen (z. B. mit der Blutdruckmanschette, so daß der periphere Puls noch tastbar ist bzw. der Manschettendruck unterhalb des Systolendrucks eingestellt ist).

➤ Zur besseren Venenfüllung Haut über der Vene beklopfen oder mit Alkoholtupfer abreiben.

➤ Hautdesinfektion.

➤ Durch Zug der Haut mit dem Daumen der nicht punktierenden Hand wird die Vene zur Punktion fixiert.

➤ Blut am Kanülenende nach Punktion signalisiert die intravasale Lage.

➤ Verweilkanüle mit Stahlnadel einige Millimeter weit vorschieben, so daß auch die Kunststoffkanüle sicher im Gefäßlumen liegt.

➤ Stahlnadel entfernen, Kunststoffkanüle vorschieben und sicher fixieren (trockene Haut ist Voraussetzung, gut klebendes Pflaster verwenden).

➤ Der Rückfluß von Blut bzw. eine ausbleibende Schwellung unter laufender Infusion belegen die korrekte Kanülenlage.

Merke:
– Vor der Applikation von Medikamenten ist stets die intravasale Kanülenlage zu prüfen.
– Besteht die Notwendigkeit mehrerer venöser Zugänge bei schlechter Venenfüllung (z. B. Patienten im Schock), so kann die Punktion peripherer Venen durch folgendes Vorgehen vereinfacht werden: zuerst Punktion einer Vene (z. B. am Handrücken) mit einer dünnen Verweilkanüle. Durch Anlegen einer Infusion bei weiterhin gestauter Extremität füllen sich die Venen, so daß weitere Punktionen vereinfacht werden.

Komplikationen

– Paravenöse Applikation (Schwellung und Schmerzäußerung unter der Injektion) → Injektion sofort abbrechen.
– Intraarterielle Applikation von Pharmaka (Schmerzäußerung und Parästhesien unter der Injektion) → Injektion sofort abbrechen, → Kanüle nicht entfernen; → weitere intraarterielle Injektion von 10 ml Kochsalz, 10 ml Lidocain 1 %, 5000 IE Heparin und 75 mg Methylprednisolon.

Cave:
– Zurücklaufen von Blut ins Infusionssystem trotz fehlender Stauung des Armes als möglicher Hinweis auf eine intraarterielle Kanülenlage.
– Eine versehentliche intraarterielle Applikation ist eine schwere Komplikation und kann je nach appliziertem Medikament (z. B. Thiopental) Gewebsnekrosen verursachen.

Zentralvenöser Zugang

Indikation

Fehlende periphere Punktionsmöglichkeit (z. B. Kreislaufzentralisation, Unterkühlung, Adipositas).

Material

Braunülen-System mit geschlossenem Kathetereinführungsset.

Punktionsort

– V. jugularis externa,
– V. jugularis interna,
– V. subclavia.

Merke:
– Zentralvenöse Punktionen setzen Übung voraus.
– Generell sollte der Zugangsweg gewählt werden, mit dem persönlich die meiste Erfahrung vorliegt.
– Die V. subclavia bleibt durch Anheftung an Muskellogen immer gefüllt.

Durchführung

Punktion der V. jugularis externa

➤ Zur besseren Venenfüllung Kopftieflage und Abdrücken der Vene dicht über der Klavikula; Kopf leicht zur Gegenseite drehen.

➤ Hautdesinfektion.

➤ Beim wachen Patienten Lokalanästhesie mit Xylocain 2 %.

➤ Punktionstechnik entspricht der einer peripheren Venenkanülierung; die Punktion der Vene ist oft durch einen „Ruck" begleitet.

➤ Entfernen der Stahlkanüle und Vorschieben des Katheters über die liegende Kunststoffkanüle.

➤ Zug am Arm der gleichen Seite und Druck auf die Katheterspitze von außen (Helfer) erleichtern das Vorschieben des Katheters und helfen, Katheterfehllagen zu vermeiden.

➤ Sichere Fixierung des Venenkatheters bei 15 – 18 cm auf Hautniveau (Erwachsene).

➤ Lagekontrolle durch das Aspirieren von Blut.

Merke: Die Anlage eines Katheters über die V. jugularis externa wird durch Venenklappen häufig erschwert.

Punktion der V. jugularis interna

➤ Topographie: Die V. jugularis interna verläuft größtenteils dorsal des M. sternocleidomastoideus lateral der A. carotis communis; aufgrund des gradlinigen Verlaufs sollte rechtsseitig punktiert werden.

➤ Kopftieflage zur besseren Venenfüllung und zur Vermeidung von Luftembolien, Kopf leicht zur Gegenseite drehen.

➤ Hautdesinfektion.

➤ Beim wachen Patienten Lokalanästhesie mit Xylocain 2 %.

➤ Aufsuchen der A. carotis communis mit der linken Hand (sterile Handschuhe).

➤ Punktionsort am Vorderrand des M. sternocleidomastoideus oder transmuskulär in Höhe der kreuzenden V. jugularis externa bzw. in Höhe der Eminentia laryngea des Schildknorpels.

➤ Punktion unter ständiger Aspiration im Winkel von 30–40° zur Hautoberfläche in Richtung auf den medialen Rand des klavikulären Muskelansatzes parallel zu der mit den Fingerkuppen getasteten A. carotis communis.

➤ Schlagartige Aspiration von dunklem Blut bei Punktion der Vene.

➤ Entfernen der Stahlkanüle und Vorschieben des Katheters über die liegende Kunststoffkanüle.

➤ Sichere Fixierung des Venenkatheters bei 15 cm auf Hautniveau (Erwachsene).

➤ Lagekontrolle durch das Aspirieren von Blut.

Punktion der V. subclavia (infraklavikulär)

➤ Topographie: Die V. subclavia zieht als Fortsetzung der V. axillaris vom lateralen Rand der ersten Rippe nach hinten zum medialen Drittel der Klavikula, wo sie sich mit der V. jugularis interna zur V. brachiocephalica vereinigt. Die A. subclavia verläuft dorsolateral bzw. dorsokranial von der Vene.

➤ Kopftieflage zur besseren Venenfüllung und zur Vermeidung von Luftembolien, Arm anlagern und ggf. leichter Zug nach kaudal; Kopf leicht zur Gegenseite drehen.

➤ Hautdesinfektion.

➤ Beim wachen Patienten Lokalanästhesie mit Xylocain 2 %, besonders im Bereich des Periosts der Klavikula.

➤ Punktionsort in der Medioklavikularlinie dicht unterhalb der Klavikula.

➤ Stichrichtung zuerst flach zur Haut in Richtung des Ringknorpels bis zum Knochenkontakt mit der Klavikula; danach Stichrichtung weiterhin flach in Richtung des medialen Sternoklavikulargelenkes (Knochenkontakt halten); unter ständiger Aspiration Kanüle bis zur Rückseite der medialen Klavikula vorschieben.

➤ Schlagartige Aspiration von dunklem Blut bei Punktion der Vene.

➤ Entfernen der Stahlkanüle und Vorschieben des Katheters über die liegende Kunststoffkanüle.

➤ Sichere Fixierung des Venenkatheters bei 15 cm auf Hautniveau (Erwachsene).

➤ Lagekontrolle durch das Aspirieren von Blut.

Komplikationen

V. jugularis interna

– Verletzung der A. carotis communis (erhebliche Hämatombildung, Einengung der Trachea und zerebrale Durchblutungsstörungen möglich).
– Pneumothorax (besonders bei Verwendung langer Punktionsnadeln).
– Hämatothorax.
– Luftembolie.

V. subclavia

– Pneumothorax.
– Verletzung der A. subclavia, Hämatothorax.
– Infusionshydrothorax (bei extravasaler Katheterfehllage).
– Verletzung des Plexus brachialis.
– Luftembolie.

Merke:
– Beim Vorschieben des Venenkatheters ins rechte Herz können Arrhythmien ausgelöst werden.
– Kontrolle der intravasalen Katheterlage durch das Aspirieren von Blut ist unerläßlich.
– Falls kein Blut aspirierbar, ggf. Katheter etwas zurückziehen, um das Anliegen an Venenklappen auszuschließen.

Cave:
– Metallkanüle darf zur Lagekontrolle nicht wieder in die liegende Kunststoffkanüle eingeführt werden (Gefahr des Abscherens der Kunststoffkanüle mit nachfolgender Embolie).
– Venenkatheter darf nicht gegen einen Widerstand vorgeschoben werden.
– Pulssynchroner Blutrückfluß, helles Blut und trotz intravasaler Katheterlage schlecht laufende Infusion weisen auf eine arterielle Fehllage hin.
– Keine beidseitigen Punktionsversuche der V. subclavia bzw. der V. jugularis interna (Gefahr des beidseitigen Pneumothorax).

Analgesie, Sedierung

Pathophysiologie der Streßsituation

Zu den häufigsten Leitsymptomen der Notfallmedizin gehören Schmerzen und Angst. In deren Folge kommt es zu einer sympatho-adrenergen Stimulation, die ihrerseits erhebliche Auswirkungen auf die Vitalfunktionen hat. Tachykardie, Hypertonie, Arrhythmie, Anstieg des Sauerstoffverbrauches und Störung der Atemmechanik bestimmen unter anderem den Verlauf einer Streßsituation, so daß die Gefahr einer kardialen und einer respiratorischen Insuffizienz besteht. Derartige Störungen des kardiovaskulären Systems und der Atmung verstärken das Mißverhältnis zwischen Sauerstoffangebot und -bedarf. Dies stellt für den Notfallpatienten einen zusätzlichen Streßfaktor dar, der den Streß durch Angst und Schmerz verstärkt (Circulus vitiosus). Eine effiziente Behandlung derartiger Zustände ist somit nicht nur eine ethische Verpflichtung, sondern vielmehr eine notfallmedizinische Notwendigkeit zur Sicherung der Vitalfunktionen.

Methoden der Analgesie und Sedierung

- ⮑ Anforderungen an Analgetika und Sedativa:
  - − schneller Wirkungseintritt,
  - − sichere Wirksamkeit,
  - − große therapeutische Breite,
  - − geringe respiratorische und kardiovaskuläre Nebenwirkungen.
- ⮑ In der Notfallmedizin werden Pharmaka grundsätzlich über einen venösen Zugang appliziert, um eine sichere und schnelle Verfügbarkeit der Substanzen zu gewährleisten.
- ⮑ In bestimmten Situationen ist eine primäre intramuskuläre (z. B. Ketamin bei eingeklemmten Patienten) oder rektale Applikation (z. B. kindlicher Krampfanfall) von Vorteil.
- ⮑ Methoden wie die Inhalationsanästhesie und Lokal- bzw. Regionalanästhesie sind an spezielle technische Voraussetzungen, an einen kooperativen Patienten und an eine entsprechende Erfahrung des Notarztes gebunden; das schränkt eine breite Anwendung dieser Verfahren erheblich ein.
- ⮑ Der Notarzt sollte die Pharmaka einsetzen, deren Wirkungen und Nebenwirkungen er aus Erfahrung kennt.
- ⮑ Die Dosierung der Substanzen muß individuell auf die Bedürfnisse des Patienten abgestimmt sein (beeinträchtigte Organfunktionen und geringeres Verteilungsvolumen bei Notfallpatienten); dem Nutzen einer adäquaten Analgesie und Sedierung bzw. Narkose steht immer das Risiko einer respiratorischen und kardiozirkulatorischen Depression gegenüber → repetitive Gaben kleiner Dosen (titrierende Applikation) sind einer starren Standarddosierung vorzuziehen.

Peripher wirkende Analgetika

Wirkung: Hemmung der Prostaglandinsynthese.

Vorteile: keine Atemdepression; geringe kardiale Nebenwirkungen.

Indikation

Leichte Schmerzzustände. Durch eine Kombination mit Tramadol (unterliegt nicht der Betäubungsmittelverschreibungsverordnung) lassen sich auch stärkere Schmerzzustände behandeln.

Cave:
– Starke Schmerzen können durch den Einsatz peripher wirkender Analgetika nicht zuverlässig bekämpft werden.
– Kein Einsatz peripher wirksamer Analgetika beim Traumapatienten (Thrombozytenaggregationshemmer).

Substanzen (s. auch Medikamentenregister)

⇨ Metamizol (Novalgin®): 10–20 mg/kg i.v. über 3–5 min applizieren; Wirkungseintritt nach 5 min; Wirkungsdauer 3–4 Std.
⇨ Acetylsalicylsäure (Aspisol®): 0,5–1 g i.v. über 2–3 min applizieren; Wirkungseintritt nach 5 min; Wirkungsdauer 3–4 Std.

Nebenwirkungen

– Gastrointestinale Störungen (erosive Gastritis) bei Daueranwendung.
– Anaphylaktoide Reaktionen, Bronchospasmus.
– Metamizol: allergische Agranulozytose (Inzidenz $1 : 10^6$).
– Acetylsalicylsäure: Hemmung der Thrombozytenaggregation schon in geringen Dosen (**cave:** Traumapatienten).

Zentral wirkende Analgetika (Opioide)

⇨ Wirkung über Bindung an spezifische Rezeptoren des Zentralnervensystems.
⇨ In der Notfallmedizin sollten reine Opioidagonisten mit raschem Wirkungseintritt und kurzer Halbwertzeit bevorzugt werden.
⇨ Das Suchtpotential der Opioide ist in der Notfallmedizin zu vernachlässigen.
⇨ Die Bevorratung von nur ein bis zwei Präparaten ist aus folgenden Gründen ratsam:
   – Wirkungsprofile der einzelnen Opioide in äquipotenter Dosierung sind sehr ähnlich; einer Differentialtherapie mit Opioiden kommt in der Notfallmedizin keine große Bedeutung zu
   – Größere Erfahrung des Notarztes im Umgang mit den entsprechenden Opioiden.
   – Die Einhaltung der Vorschriften der Betäubungsmittelverordnung wird vereinfacht.

Indikation

Schwere Schmerzzustände (stärkste Schmerzen können zuverlässig therapiert werden, ggf. im Rahmen einer Narkose)

Substanzen (s. auch Medikamentenregister)

Opioide mit rein agonistischer Wirkung:
- ⇨ Morphin: 2,5 – 5 – 10 mg i. v.; Wirkungseintritt 2 – 3 min, Wirkungsdauer 3 – 5 Std.
- ⇨ Fentanyl: 0,25 – 0,5 mg i. v. (3 – 7 µg/kg; nur zur Narkoseführung beim intubierten und beatmeten Patienten); Wirkungseintritt 20 s, Wirkungsdauer 20 – 30 min.
- ⇨ Pethidin (Dolantin®): 50 – 100 mg i. v.; Wirkungseintritt 1 – 2 min, Wirkungsdauer 2 – 3 Std.
- ⇨ Piritramid (Dipidolor®): 7,5 – 15 mg i. v.; Wirkungseintritt 5 – 10 min, Wirkungsdauer 5 – 6 Std.

Opioide mit gemischter agonistisch-antagonistischer Wirkung:
- ⇨ Buprenorphin (Temgesic®): 0,15 – 0,3 mg; Wirkungseintritt 15 min, Wirkungsdauer 6 – 8 Std.
- ⇨ Pentazocin (Fortral®): 30 – 60 mg i. v.; Wirkungseintritt 2 – 6 min, Wirkungsdauer 3 – 4 Std.
- ⇨ Tramadol (Tramal®): 50 – 100 mg i. v.; Wirkungseintritt 5 – 8 min, Wirkungsdauer 3 – 4 Std. (unterliegt nicht der Betäubungsmittelverschreibungsverordnung).

Nebenwirkungen

- Dosisabhängige Atemdepression.
- Sedierung.
- Übelkeit und Brechreiz.
- Kardiozirkulatorische Nebenwirkungen (Herzfrequenzsenkung, Blutdruckabfall; Histaminfreisetzung durch Morphin und Pethidin → Bronchospasmus möglich).
- Tonuserhöhung intestinaler Sphinktere (**cave:** Analgesie bei Gallenkolik und Pankreatitis).
- Steigerung des Pulmonalarteriendrucks bei Pentazocin (**cave:** kardialer Risikopatient).

Merke:
- Bei Opioidanalgetika muß man auf die Entwicklung einer Atemdepression vorbereitet sein.
- Andere zentral angreifende Substanzen (Sedativa, Neuroleptika, Alkohol) werden in ihrer Wirkung durch Opioide verstärkt → Dosisreduktion.

Ketamin (s. auch Medikamentenregister)

– Analgetische und hypnotische Wirkung („dissoziierte Anästhesie").
– Geringe Atemdepression.
– Wirkdauer i. v. 15 min, i. m. 20 – 30 min.

Indikation

– Analgesie bei eingeklemmten Patienten, wenn Intubation und Beatmung nicht möglich,
– Status asthmaticus,
– Narkoseeinleitung.

Dosierung

Analgetische Dosis:
⇨ 0,25 – 0,5 mg / kg i. v.
⇨ 0,5 – 1,0 mg / kg i. m.

Dosis zur Narkoseeinleitung:
⇨ 1,0 – 2,0 mg / kg i. v.
⇨ 5 – 10 mg / kg i. m.

Nebenwirkungen

– Sympathikusaktivierung → Steigerung des Blutdrucks, der Herzfrequenz und des myokardialen Sauerstoffverbrauchs.
– Unangenehme Träume und Halluzinationen in der Aufwachphase (40 %) → Kombination mit einem Benzodiazepin sinnvoll.
– Steigerung des Hirndrucks und des intraokulären Drucks.
– Hypersalivation → Kombination mit Atropin.
– Überempfindlichkeit im Pharynxbereich → keinen Guedel-Tubus verwenden.

Benzodiazepine

Sedierende, anxiolytische, antikonvulsive und dosisabhängige hypnotische Wirkung.
Die Wirkungsprofile der einzelnen Benzodiazepine sind sehr ähnlich. Unterschiede betreffen die quantitativen Effekte. Bekanntester Vertreter dieser Substanzgruppe in der Notfallmedizin ist Diazepam (Valium®). Es erfüllt die Anforderungen an ein Notfallmedikament am besten. Flunitrazepam (Rohypnol®) und Midazolam (Dormicum®) besitzen ausgeprägtere respiratorische Nebenwirkungen (Atemdepression) und sollten nur bei entsprechender klinischer Erfahrung eingesetzt werden.

Indikation

– Angst- und Erregungszustände,
– Krampfanfall.

Substanzen (s. auch Medikamentenregister)

↪ Diazepam (Valium®):
  – Erwachsene: 2,5 – 5 – 10 mg i. v. (titrierend applizieren); bei Bedarf nach 5 – 10 min wiederholen.
  – Säuglinge 5 mg (Rektiole).
  – Kleinkinder 5 – 10 mg i. v. oder i. m.
  – Schulkinder 10 – 15 mg i. v. oder i. m.

Nebenwirkungen

– Schmerzhafte Injektion, Thrombophlebitis (3,5 %).
– Atemdepression (besonders bei alten und schwerkranken Patienten).
– Paradoxe Wirkung (geriatrische Patienten, Kinder).
– Geringe kardiovaskuläre Nebenwirkungen.
– Verstärkung anderer zentral wirkender Medikamente.

Neuroleptika

Sedierende, antihistamine und antiemetische Wirkung; besonders letztere ist bei der Kombination mit Opioiden von Vorteil.

Indikation

– Erregungszustände, Psychosen,
– Sedierung.

Substanzen

↪ Promethazin (Atosil®): 25 – 50 mg i. v. (i. m. Gabe möglich).
↪ Haloperidol (Haldol®): 5 – 10 mg i. v.

Nebenwirkungen

– Störung der extrapyramidalen Motorik, Dyskinesie (besonders bei Haloperidol).
– Verstärkung anderer zentral wirkender Medikamente.
– Blutdruckabfall (α-rezeptorblockierende Wirkung, besonders bei Haloperidol).

Narkose, Beatmung

Präklinische Narkose

Indikation

- Polytrauma, Schädel-Hirn-Trauma (Grad II–III), Thoraxtrauma mit Ateminsuffizienz,
- Bewußtlosigkeit ohne Schutzreflexe,
- (drohender) hämorrhagischer Schock,
- kardiogener Schock,
- schwere respiratorische Insuffizienz,
- therapieresistentes Lungenödem,
- schwerster Status asthmaticus,
- Inhalationstrauma, Rauchgasintoxikation, Reizgas,
- Status epilepticus,
- großflächige Verbrennung.

Cave:
- Aggressive Volumentherapie bei Traumapatienten erfordert zusätzlich Intubation und Beatmung.
- Nur die endotracheale Intubation sichert die Atemwege und schützt vor Aspiration.

Ziele

- Therapie stärkster Schmerzen.
- Sicherung der Atemwege, Aspirationsschutz.
- Behandlung einer respiratorischen Insuffizienz durch optimierte Beatmung.
- Zufuhr hoher inspiratorischer Sauerstoffkonzentrationen.

Allgemeinanästhesie

Die Durchführung einer Notfallnarkose setzt einige Erfahrung voraus. Der Forderung nach einer großzügigen Indikation steht unter Umständen eine mangelnde Erfahrung im Umgang mit Narkose, Intubation und Beatmung gegenüber. Deshalb sollte das Vorgehen immer dem Zustand des Patienten und der Erfahrung des Notarztes angepaßt sein.

Eine Notfallnarkose wird als totale intravenöse Anästhesie mittels Hypnotika (Thiopental [Trapanal®], Etomidat [Etomidat-Lipuro®]) und Analgetika (Morphin, Fentanyl) durchgeführt. Voraussetzung ist ein sicherer venöser Zugang.

Die Mehrzahl der zur Narkose verwendeten Pharmaka besitzt respiratorische und kardiovaskuläre Nebenwirkungen, so daß neben der Sicherung der Atemwege auch für die Stabilität des Kreislaufes Sorge getragen werden muß.

Das Monitoring bei der Notfallnarkose sollte eine EKG-Registrierung, die kontinuierliche Blutdruckmessung und die Pulsoximetrie umfassen.
Grundsätzlich sollte die Notfallnarkose als Intubationsnarkose erfolgen. Narkosen mit Maskenbeatmung sollten nur im äußersten Notfall angewandt werden (schwierige Intubation), da kein Aspirationsschutz besteht.
Jeder intubierte Patient muß beatmet werden.
Unter besonderen Umständen (z. B. eingeklemmte Patienten) sollte ein Anästhesieverfahren auch bei der Rettung von Verletzten anwendbar sein.

Risiken einer Notfallnarkose

– Notfallpatienten sind nie nüchtern → Aspirationsgefahr.
– Narkose bei oftmals stark beeinträchtigten Organfunktionen (z. B. respiratorische Insuffizienz, Schock, Herzinsuffizienz).
– Anamnese meist weitgehend unbekannt.
– Kardiovaskuläre Komplikationen durch Hypovolämie, Beatmung und Nebenwirkungen von Pharmaka.
– Respiratorische Komplikationen durch Entstehung eines Pneumothorax unter Beatmung.
– Komplikationen durch mangelnde Erfahrung bei der Intubation und Beatmung (z. B. Fehlintubation).

Hypnotika (s. auch Medikamentenregister)

⮂ Thiopental (Trapanal®):
Initialer Bolus 3 – 5 mg/kg i. v., Repetition 100 – 250 mg alle 10 – 15 min.
Kardiovaskuläre Depression bei hypovolämischen, alten und schwer kranken Patienten → Dosisreduktion.
⮂ Etomidat (Etomidat-Lipuro®):
Initialer Bolus 0,3 mg/kg i. v., Repetition 4 – 10 mg alle 5 – 10 min.
Narkoseführung besonders bei Patienten mit Beeinträchtigung der kardiovaskulären Funktion.
⮂ Ketamin (Ketanest®):
Initialer Bolus 1 – 2 mg/kg i. v., Repetition 30 – 50 mg alle 10 – 15 min, oder 5 – 7 mg/kg i. m.

Narkoseführung

Nach der Intubation muß die Narkose durch die weitere Gabe von Hypnotika, Sedativa und Analgetika aufrechterhalten werden. Dazu bietet sich eine repetitive Bolusgabe der primär eingesetzten Pharmaka an (z. B. halbe Initialdosis alle 10 – 15 min). Die Dosierung sollte grundsätzlich jedoch den individuellen Bedürfnissen des Patienten angepaßt sein.

Muskelrelaxanzien

- In der Regel soll eine Notfallintubation ohne Muskelrelaxanzien durchgeführt werden.
- Voraussetzung für den Einsatz von Muskelrelaxanzien ist eine große Erfahrung bei der endotrachealen Intubation. Dem relaxierten, nicht mehr spontan atmenden Patienten droht bei Intubationsschwierigkeiten und schwieriger Maskenbeatmung ein hypoxischer Herz-Kreislauf-Stillstand.
- Nach der Intubation, eine korrekte Tubuslage und eine suffiziente Beatmung vorausgesetzt, kann eine Relaxation unter bestimmten Umständen vorteilhaft sein (z. B. Unterdrücken von Husten und Pressen bei Patienten mit erhöhtem intrakraniellem Druck).

Spezielle klinische Narkoseverfahren

Narkose bei Schädel-Hirn-Trauma
Thiopental (Trapanal®) oder Etomidat (Etomidat-Lipuro®) ($\rightarrow$ Hirndrucksenkung), Fentanyl.

Narkose bei Status asthmaticus
Ketamin (Ketanest®) ($\rightarrow$ Bronchodilatation).

Narkose bei Status epilepticus
Thiopental (Trapanal®) ($\rightarrow$ antikonvulsive Wirkung).

Narkose bei Patienten mit Schock
Dosierung der Pharmaka reduzieren.
Etomidat (Etomidat-Lipuro®) statt Thiopental (Trapanal®) zur Narkoseeinleitung (**cave:** Hypotonie durch Thiopental); zur Narkoseführung zusätzlich Fentanyl oder Morphin.

Alternativ:
Diazepam (Valium®) und Ketamin (Ketanest®) zur Narkoseeinleitung und -führung (**cave:** Sauerstoffverbrauch des Myokards durch Ketamin erhöht).

Narkose bzw. Analgesie zur Umlagerung, Reposition von Frakturen und Luxationen sowie Rettung aus Einklemmung
Ketamin (Ketanest®) 0,25 mg/kg i. v. (ggf. Repetition), wenn Intubation noch nicht möglich oder noch nicht indiziert.
Ketamin (Ketanest®) 0,5 – 1,0 mg/kg i. m., wenn eine intravenöse Applikation nicht möglich ist.

Notfallintubation

Merke:
– Primär orotracheale Intubation anstreben.
– Nasotracheale Intubation primär nur bei entsprechender klinischer Erfahrung durchführen. Ihr Vorteil im Rahmen des Rettungsdienstes liegt in der einfachen und sicheren Tubusfixierung.

Vorbereitungen zur Notfallintubation

➤ Narkoseeinleitung und Intubation wenn möglich unter kontrollierten Bedingungen im Rettungswagen.

➤ Sicheren venösen Zugang anlegen.

➤ Medikamente und Intubationsmaterialien bereitstellen und auf Funktion prüfen (Beatmungsmaske, Handbeatmungsbeutel, Guedel-Tubus, Laryngoskop, Endotrachealtubus, Führungsstab, Magill-Zange, Absaugvorrichtung, 10-ml-Blockerspritze, Stethoskop, Notfallrespirator).

➤ Monitoring: EKG, Blutdruckmessung, Pulsoximetrie.

➤ Oberkörper hochlagern.

➤ Wenn möglich einige Minuten präoxygenieren (Sauerstoffmaske).

➤ Nur in Ausnahmesituationen (Ileus) Magensonde legen, absaugen und wieder ziehen.

Cave:
– Nüchternheit in Notfallsituationen nie gegeben (Aspirationsgefahr).
– Bei Myokardinfarkt, kardiogenem Schock und kardiopulmonaler Reanimation immer die atraumatische orale Intubation durchführen (Gefahr der nasalen Blutung unter der Lysetherapie).

Verfahren der Notfallintubation

Orotracheale Intubation

➤ Laryngoskop in die linke Hand, Öffnen des Mundes mit der rechten Hand, ggf. Sekret absaugen.

➤ Laryngoskop einführen; dabei die Zunge mit dem Spatel zur linken Seite drängen.

➤ Laryngoskop soweit in den Rachen vorschieben, daß die Epiglottis sichtbar wird. Die Spatelspitze soll bei Verwendung eines gebogenen Macintosh-Spatels an die epiglottische Falte heranreichen, die Epiglottis jedoch nicht aufladen. Bei Verwendung eines geraden Foregger-Spatels wird die Epiglottis aufgeladen.

➤ Laryngoskop in Griffrichtung nach ventral und kranial anheben, bis die Stimmritze sichtbar wird (keine Hebelbewegungen über die Zähne des Oberkiefers ausführen).

➤ Endotrachealtubus mit der rechten Hand durch die Glottis einführen, bis die Blockmanschette (Cuff) diese vollständig passiert hat.

➤ Blockmanschette mit 5 – 10 ml Luft blocken.

➤ Zusätzlich Einführen eines Guedel-Tubus (Beißschutz).

Nasotracheale Intubation

➤ Tubus durch ein Nasenloch einführen und durch den unteren Nasengang bis in den Oropharynx vorschieben.

➤ Laryngoskop wie oben beschrieben einführen und Glottis darstellen.

➤ Endotrachealtubus entweder ohne Hilfsmittel oder mit einer Magill-Zange durch die Glottis führen, bis der Cuff diese vollständig passiert hat (Blockmanschette nicht mit der Magill-Zange fassen → Manschettendefekt).

➤ Blockmanschette mit 5 – 10 ml Luft blocken.

Blind nasale Intubation bei Spontanatmung

➤ Patienten, falls die Situation es erlaubt, kurz über den Vorgang der Intubation aufklären.

➤ Anästhesie der Nasenschleimhaut mit Lidocain 4 % (Xylocain-Spray).

➤ Ggf. 5 – 10 mg Etomidat (Etomidat-Lipuro®) oder 3 – 5 mg Diazepam (Valium®) zur Erleichterung der Intubation für Arzt und Patient.

➤ Tubus durch ein Nasenloch einführen und durch den unteren Nasengang in den Oropharynx vorschieben.

➤ Verschärftes Atemgeräusch am Tubusende beim weiteren Vorschieben deutet auf die Nähe der Glottis (ggf. mit der anderen Hand den Kehlkopf von außen entsprechend einstellen).

➤ Auslösen von kräftigem Husten zeigt das Erreichen der Glottis an → durch zügiges Vorschieben des Tubus endotracheale Lage sichern.

➤ Unmittelbar nach Intubation Narkosevertiefung mit Etomidat und Fentanyl.

Crush-Intubation

➤ Thiopental (Trapanal®) 3 – 4 mg / kg (**cave:** Kreislaufdepression mit ausgeprägter Hypertonie besonders bei Hypovolämie).

➤ Orale Intubation ohne Zwischenbeatmung (meist auch ohne Relaxation möglich).

➤ Unmittelbar nach der Intubation Narkosevertiefung mit Fentanyl.

Intubation des bewußtlosen Patienten

➤ Intubation oft unter ungünstigen äußeren Umständen.

➤ Narkoseeinleitung meist nicht notwendig.

➤ Durch Verlust der Schutzreflexe große Aspirationsgefahr.

➤ Oraler oder nasaler Intubationsweg möglich.

Intubation bei Verdacht auf Verletzungen der Halswirbelsäule

➤ Manipulationen an der Wirbelsäule im Rahmen der Intubation strikt vermeiden.

➤ Zur Intubation Kopf in Neutral-Null-Position fixieren (Halskrawatte); wenn unbedingt erforderlich, geringe Reklination möglich.

➤ Vor allem Anteflexion der HWS vermeiden (Gefahr des hohen Querschnittes und besonders bei Fraktur des 1. und 2. Halswirbels Gefahr des Herz-Kreislauf-Stillstands durch Druck auf den Hirnstamm).

Cave: Beim bewußtlosen Traumapatienten immer eine Wirbelsäulenverletzung unterstellen.

Schwierige Intubation

Ursachen: z. B. kurzer, dicker Hals; kleiner Unterkiefer; vorstehende Schneidezähne; Fehlbildungen des Gesichtsschädels und der HWS; große Zunge, Kieferfrakturen, eingeschränkte Mundöffnung.

➤ Primäre blind nasale Intubation des wachen Patienten, wenn Komplikationen erwartet werden.

➤ Bei Intubationsschwierigkeiten nach Narkoseeinleitung Patient unter Maskenbeatmung wach werden lassen und blind nasal intubieren.

Kontrolle der Tubuslage

Nach jeder Intubation sofortige Beatmung und Lagekontrolle des Endotrachealtubus → Inspektion und Auskultation der oberen Thoraxhälften → Thorax hebt sich seitengleich bzw. Atemgeräusche beidseits auskultierbar (Auskultation in der Axilla bietet die wenigsten Nebengeräusche der Gegenseite und die beste Möglichkeit, die Belüftung der Oberlappen zu beurteilen) → Auskultation über den Magen → gurgelnde Geräusche bei ösophagealer Fehlintubation.
Nach Feststellung der korrekten Tubuslage sichere Pflasterfixierung auf trockener Haut.

Narkose und Intubation bei Säuglingen und Kleinkindern

Anatomische Besonderheiten
– kurzer Hals, hochstehender Kehlkopf,
– lange und U-förmige Epiglottis,
– engste Stelle der oberen Atemwege subglottisch im Bereich des Ringknorpels,

– durch symmetrische Verzweigung der Trachea in die beiden Hauptbronchien einseitige Intubation sowohl nach rechts als auch nach links möglich.

Narkoseeinleitung
– Falls eine Venenkanüle angelegt werden kann, intravenöse Einleitung mit Thiopental (Trapanal®) 4 – 5 mg/kg, Etomidat (Etomidat-Lipuro®) 0,3 mg/kg oder Ketamin (Ketanest®) 1 – 2 mg/kg i.v. (**Merke:** Kombination mit Atropin wegen ketaminbedingter bronchialer Hypersekretion).
– Intramuskuläre Einleitung mit Ketamin (5 – 7 mg/kg), falls keine Venenkanüle eingelegt werden kann.

Intubation
– Die Wahl der Intubationsmaterialien richtet sich nach der Größe des Kindes (s. Tabelle).
– Geblockte Endotrachealtuben sollten bei Kindern erst ab 6 – 8 Jahren eingesetzt werden.
– Aufgrund der besseren Fixierungsmöglichkeit sollte die nasotracheale Intubation vorgezogen werden.
– Hinterkopf zur Intubation in einen Ring oder in ein Kissen mit Loch lagern.
– Tubus muß beim Vorschieben die subglottische Enge ohne Gewalt passieren können (ggf. dünneren Tubus wählen).
– Schwarze Markierung der Tubusspitze muß eben die Stimmritze passieren.

Komplikationen bei Intubation und Beatmung

⇨ Einseitige, zu tiefe Intubation (einseitige, meist rechtsseitige Beatmung).
⇨ Aspiration von Mageninhalt oder Blut → nach der Intubation sofortiges Absaugen.
⇨ Ösophageale Fehlintubation mit der Gefahr der Asphyxie bei Nichtbemerken.
⇨ Weichteilverletzungen:
    – Lippen (Quetschungen zwischen Laryngoskop und Zahnreihe),
    – Schleimhäute (Traumatisierung bei nasalem Vorschieben des Tubus),
    – Kehlkopf (bei unsachgemäßer Verwendung eines Führungsstabes).
⇨ Zahnschäden (durch das Hebeln des Laryngoskops beim Einstellen der Glottis).
⇨ Abknicken des Tubus.
⇨ Diskonnektion der Beatmungsschläuche.
⇨ Verlegung des Tubuslumens durch Sekret und Fremdkörper.

Merke:
– Die häufigste Komplikation ist der zu tief in einem Hauptbronchus liegende Tubus (einseitige Beatmung).
– Tubuslage wiederholt kontrollieren, vor allem nach jeder Manipulation oder Umlagerung.

Tabelle

Alter	Tubusgröße		Tubuslänge	
	Charrière	Innendurch-messer (mm)	nasal (cm)	oral cm)
Faustregel	Kleinfingerdicke des Kindes			
Neugeborenes	14	3	13	11
3 – 6 Monate	16	3,5	14	12
6 – 12 Monate	18	4	14 – 15	12 – 13
1 – 2 Jahre	18 – 20	4 – 4,5	15	13 – 14
2 – 4 Jahre	20 – 22	4,5 – 5	15 – 17	14 – 15
4 – 5 Jahre	22 – 24	5 – 5,5	17 – 18	15 – 16
5 – 6 Jahre	24 – 26	5,5 – 6	18 – 19	16 – 17
6 – 7 Jahre	26 – 28	6 – 6,5	19 – 20	17
7 – 9 Jahre	28	6,5	20 – 21	18
10 – 11 Jahre	28 – 30	6,5 – 7	22	19
Erwachsene nasal		7,0 – 8,5		
oral		8 – 8,5		

– Längenangaben gelten von Tubusspitze bis zur Zahnreihe (oral) bzw. bis zur äußeren Nasenöffnung

Alter	Maskengröße	Guedel-Tubus
Neugeborene	1	1
Säuglinge	1	1
Kleinkinder	2	2
Schulkinder	3	3
Erwachsene	4 – 5	4 – 5

Koniotomie

Indikation

Unüberwindliche Intubationsschwierigkeiten und nicht durchführbare Maskenbeatmung z. B. bei
- Obstruktion der oberen Atemwege durch Tumoren oder nicht zu entfernende Fremdkörper,
- massive Schwellungen im Bereich der oberen Atemwege nach Inhalationstrauma oder Insektenstichen,
- Kiefer- und Kehlkopfverletzungen.

Material

Koniotomie-Set.

Durchführung

Merke: Bei der Koniotomie erfolgt der Zugang zur Trachea zwischen Ring- und Schildknorpel (Lig. conicum).

➤ Kopf überstrecken.

➤ Aufsuchen von Ring- und Schildknorpel.

➤ Zwischen Ring- und Schildknorpel horizontale Inzision in der Mittellinie.

➤ Fixieren des Kehlkopfes.

➤ Stumpfe, digitale Präparation der Muskulatur bis aufs Lig. conicum.

➤ Punktion der Trachea mit dem Koniotomie-Besteck im Winkel von 45° nach kaudal (Entweichen von Luft zeigt die erfolgreiche Punktion an).

➤ Entfernen des Trokars unter weiterem Vorschieben der Beatmungskanüle.

➤ Dilatation der Beatmungskanüle mittels beiliegendem Obturator.

➤ Kanüle mit einem Halteband fixieren.

Alternativ, falls kein Koniotomie-Set vorhanden:

➤ Nach Präparation des Lig. conicum horizontale Inzision des Ligaments.

➤ Einführen eines Endotrachealtubus (vorzugsweise Spiraltubus der Größe 6 – 6,5) und Vorschieben in kaudaler Richtung.

➤ Fixieren des Endotrachealtubus mit Pflaster.

Komplikationen

– Verletzung von Blutgefäßen mit trachealen Blutungen.
– Verletzung der dorsalen Trachealwand und des dorsal gelegenen Ösophagus.
– Verletzung der Stimmbänder.

Beatmung

Indikation

- ᗷ Respiratorische Insuffizienz,
- ᗷ Polytrauma, SHT (Grad II – III), Thoraxtrauma mit Ateminsuffizienz,
- ᗷ Inhalationstrauma, Rauchgasintoxikation, Reizgas,
- ᗷ (drohender) hämorrhargischer Schock,
- ᗷ Bewußtlosigkeit ohne Schutzreflexe, Aspiration,
- ᗷ therapieresistentes Lungenödem,
- ᗷ kardiogener Schock,
- ᗷ schwerster Status asthmaticus,
- ᗷ Status epilepticus.

Merke:
- Bei schwersten Erkrankungen kommt es leicht zu einem Mißverhältnis zwischen Sauerstoffbedarf (z. B. Streß, Trauma) und Sauerstoffangebot (schwere Störungen des Herz-Kreislauf-Systems und der Atmung); über die Therapie des apnoischen Patienten hinaus muß in solchen Fällen eine Beatmung zum Einsatz kommen, um so späteren Organschäden (z. B. Nieren- und Lungenversagen) vorzubeugen.
- Auch eine aggressive Volumentherapie erfordert zusätzlich eine Beatmung.

Beatmungsformen

- ᗷ *Kontrollierte Beatmung:* Häufigste Form der präklinischen Beatmung unter Verwendung von Notfallrespiratoren oder Handbeatmungsgeräten.
- ᗷ *Assistierte Beatmung:* Unterstützung der Inspiration bei erhaltener Spontanatmung. Eine assistierte Beatmung ist nur mit einem Narkosekreisteil oder speziellen Beatmungsgeräten mit Triggerfunktion sinnvoll durchführbar (Handbeatmungsbeutel nur sehr eingeschränkt einsetzbar).
- ᗷ *PEEP-Beatmung:* Beatmung mit Aufrechterhaltung eines positiven Druckniveaus in den Atemwegen am Ende der Exspiration; präklinisch meist in Verbindung mit einer kontrollierten Beatmung durch einen Notfallrespirator mit PEEP-Ventil.

Beatmungshilfsmittel

Handbeatmungsgerät (z. B. Ambu-Beutel)
- Beatmung über Beatmungsmaske oder Endotrachealtubus möglich.
- Durch Sauerstoffzufuhr von 6 l/min über einen Einlaßstutzen kann die inspiratorische Sauerstoffkonzentration auf 50 % erhöht werden.

Notfallrespirator
- Beatmung über Endotrachealtubus;
- pneumatisch mittels Druckgasquelle (Sauerstoff) betrieben;
- zeitgesteuert, weitgehend volumenkonstant;
- mobil, stoß- und wasserfest.
- Einstellungsmöglichkeiten: Atemminutenvolumen (2–20 l/min), Beatmungsfrequenz (10–30/min), inspiratorische Sauerstoffkonzentration von 50 % bzw. 100 %.
- Beatmungsdruckmanometer.
- Beatmungsdruckbegrenzung bei 70 mbar (Überdruckventil).
- Kinder unter 6 Jahren sollten nicht mit Notfallrespiratoren beatmet werden → Barotrauma.

Freimachen der Atemwege

➤ Verlegung der Atemwege meist durch zurückgesunkenen Zungengrund bei Tonusverlust der Mundbodenmuskulatur (z. B. bei Bewußtseinsstörungen), seltener durch Fremdkörper oder Sekrete (Erbrochenes).

➤ Freimachen der Atemwege durch Vorziehen des Unterkiefers bei gleichzeitiger Überstreckung des Kopfes (Esmarch-Handgriff; **cave:** Halswirbelsäulenverletzung); Mund- und Rachenraum ggf. manuell ausräumen oder Sekrete absaugen.

➤ Freihalten der Atemwege mittels Pharyngealtuben.

Guedel-Tubus (oropharyngealer Tubus)
- Guedel-Tuben nur bei bewußtlosen Patienten einsetzen, da sonst durch den Tubus Erbrechen ausgelöst werden kann.
- Beim Einlegen den Guedel-Tubus zuerst mit der Spitze gaumenwärts zeigend bis zur Rachenhinterwand einführen und ihn dann unter Drehung um 180° weiter vorschieben, bis die Gummiplatte die Lippen erreicht hat.

Wendl-Tubus (nasopharyngealer Tubus)
- Wendl-Tuben werden vom Patienten besser toleriert.
- Der mit Gleitmittel angefeuchtete Wendl-Tubus wird durch den unteren Nasengang vorgeschoben, bis ein freies Atemgeräusch auftritt; in der Regel erreicht die Gummiplatte des Tubus dabei die äußere Nasenöffnung.

Merke:
- Die definitive Sicherung der Atemwege ist nur durch die endotracheale Intubation gewährleistet; Pharyngealtuben eignen sich lediglich zum Freihalten der Atemwege und können eine Spontanatmung bzw. eine Maskenbeatmung bis zur Intubation vereinfachen.

Cave:
– Falsch eingeführte Guedel-Tuben können die Zunge nach hinten drängen und dadurch die Atemwege verlegen.
– Zu tief eingeführte Pharyngealtuben können einen Laryngospasmus auslösen.

Technik der Maskenbeatmung

➤ Der Beatmende steht oder kniet hinter dem Patienten.

➤ Beatmungsmaske, Pharyngealtubus (z. B. Guedel-Tubus) und Handbeatmungsbeutel passend auswählen.

➤ Freimachen der Atemwege (Ausräumen von Fremdkörpern, Absaugen) und Einführen eines Guedel-Tubus.

➤ Überstrecken des Kopfes.

➤ Beatmungsmaske über Mund und Nase mit Hilfe von Daumen und Zeigefinger fest auf das Gesicht drücken (C-Griff).

➤ Mit den anderen drei Fingern den Unterkiefer fassen, diesen nach vorn ziehen und dabei den Kopf in überstreckter Position halten.

➤ Beobachtung der Thoraxexkursionen zur Kontrolle der Maskenbeatmung.

Beatmung mit Notfallrespiratoren

Merke:
– Vor Inbetriebnahme eines Notfallinspirators ist die Sauerstoffvorratsflasche unbedingt zu kontrollieren.
– Bei einer inspiratorischen Sauerstoffkonzentration von 100 % reicht eine 1-Liter-Flasche (200 bar) für eine Beatmungsdauer von etwa 15 min, eine 11-Liter-Flasche (200 bar) für eine Beatmungsdauer von etwa 2 Std.
– Der Notarzt muß mit dem Umgang eines Notfallrespirators vertraut sein → Geräte-Einweisung nach der medizinischen Geräteverordnung.
– Ein Handbeatmungsgerät muß zusätzlich mitgeführt werden (Sicherheit bei Ausfall des Respirators).
– Keine Alarmfunktionen am Respirator.

➤ Ventil der Sauerstoffvorratsflasche öffnen (Kontrolle des Füllungszustandes).

➤ Geräteeinstellungen vornehmen (inspiratorische Sauerstoffkonzentration, Atemminutenvolumen, Beatmungsfrequenz, ggf. PEEP-Ventil anbringen).

➤ Gerät einschalten und mit dem Endotrachealtubus verbinden.

➤ Kontrolle der Beatmung: Thoraxexkursion, Auskultation, Beatmungsdruck (schnarrende Beatmungsgeräusche deuten auf eine Atemwegsobstruktion hin).

Gefahren, Komplikationen

Beatmung des Magens bei ösophagealer Fehlintubation (Thorax hebt sich bei Beatmung nicht; kein Atemgeräusch auskultierbar; **cave:** Gefahr der Asphyxie und der Magenruptur):
➤ Sofortige Korrektur der Tubuslage.

Einseitige Beatmung bei Intubation eines Hauptbronchus (Thorax hebt sich bei Beatmung nur auf einer, meist der rechten Seite; Atemgeräusch nur einseitig auskultierbar):
➤ Endotrachealtubus ungeblockt zurückziehen, bis sich der Thorax seitengleich hebt (**cave:** bei Hämatopneumothorax kann auch bei korrekter Tubuslage eine einseitige Beatmung vorgetäuscht sein).

Unzureichende oder fehlende Beatmung bei Atemwegsobstruktion (spärliche oder keine Atemgeräusche auskultierbar; hohe Beatmungsdrücke, z. B. bei abgeknicktem Endotrachealtubus bzw. Beatmungsschlauch, bei Verlegung des Tubus bzw. der oberen Atemwege mit Fremdkörpern oder Erbrochenem oder bei einem schweren Asthmaanfall):
➤ Kontrolle von Tubus und Beatmungsschlauch (Knickbildung, Verstopfung), endotracheal absaugen zum Aspirationsausschluß.

Fehlende Beatmung bei Diskonnektion von Notfallrespirator und Endotrachealtubus (Thorax hebt sich bei Beatmung nicht; kein Atemgeräusch auskultierbar, Druckmeßinstrument des Notfallrespirators zeigt fehlenden Druckaufbau an):
➤ Verbindung zwischen Notfallrespirator und Endotrachealtubus sichern.

Paraventilation bei unzureichend geblockter oder defekter Blockmanschette am Endotrachealtubus (gurgelnde, beatmungssynchrone Geräusche aus dem Mund; **cave:** Aspirationsgefahr):
➤ Blockmanschette nachblocken, Umintubation bei Manschettendefekt.

(Spannungs-)Pneumothorax unter Beatmung, besonders bei Patienten mit Thoraxtrauma oder bei hohen Beatmungsdrücken (im Verlauf rasch steigender Beatmungsdruck, ein- oder beidseitig ausfallende Thoraxexkursionen, u. U. zyanotischer Patient):
➤ Sofortige Entlastung des Pneumothorax (s. Thoraxdrainage).

Hypotonie (Abnahme des venösen Rückflusses, beatmungsbedingt durch positive intrathorakale Drücke); ausgeprägte Kreislaufdepressionen bei der Kombination von Hypovolämie, Narkoseeinleitung und PEEP-Beatmung möglich:
➤ Volumengabe.

Fehlende Beatmung bei Ausfall des Notfallrespirators nach Aufbrauchen der Sauerstoffvorräte (**Merke:** keine Alarmfunktionen am Notfallrespirator):
➤ Beatmung durch Handbeatmungsbeutel.

Unter Maskenbeatmung Insufflation von Luft in den Magen möglich (z.B. bei verlegten Atemwegen); dadurch Gefahr der Regurgitation von Mageninhalt sowie Behinderung der Spontanatmung durch überblähten Magen (Zwerchfellhochstand).
➤ Nach Intubation überblähten Magen durch Legen einer Magensonde entlasten.

Barotrauma bei Beatmung mit hohen Beatmungsdrücken; besonders bei Kindern sollten Beatmungsdrücke über 20 mmHg nicht toleriert werden.

Beatmungsparameter

Alter	Beatmungs-frequenz (Züge/min)	Atemminuten-volumen (Liter/min)	Atemzug-volumen (ml)
Faustregel (Kinder)		180 – 200 ml/kg	10 ml/kg
Neugeborenes (3 – 5 kg)	40 – 50	0,5 – 1,0	30 – 50
Säugling (5 – 10 kg)	30 – 40	1,0 – 2,0	50 – 100
Kleinkind (10 – 20 kg)	25 – 35	2 – 3,5	100 – 200
Schulkind (20 – 40 kg)	15 – 25	4 – 7	200 – 400
Faustregel (Erwachsene)		150 ml/kg	10 ml/kg
Erwachsene (ab 40 kg)	10 – 15	8 – 15	700 – 1 000

Thoraxdrainage (Monaldi-Drainage)

Indikation

Die Indikation zur Anlage einer Monaldi-Drainage ist bei der präklinischen Diagnose eines Pneumothorax für folgende Patienten gegeben (s. auch Kapitel Thoraxtrauma und Spontanpneumothorax):
– beatmete Patienten mit Pneumothorax,
– unzureichende, primäre Entlastung eines Spannungspneumothorax durch mehrere großlumige Punktionskanülen.

Material

– Einführungsbesteck (Trokar, Kunststoffschlauch),
– 2 Klemmen,
– Skalpell und Nahtmaterial,
– steriles Lochtuch.

Durchführung

Merke:
– Methode der Wahl zur Thoraxdrainge im Rettungsdienst ist die Monaldi-Drainage; das Anlegen einer Bülau-Drainage sollte nach vorhergehender Röntgenaufnahme in der Klinik durchgeführt werden (Gefahr der Verletzung des Zwerchfelles und der darunterliegenden Abdominalorgane).
– Wenn kein Fertigset zur Anlage einer Thoraxdrainage vorhanden ist oder die Symptomatik sich progredient verschlechtert (einsetzende Bradykardie), wird ein Pneumothorax primär durch mehrere großlumige Punktionskanülen oberhalb der 3. Rippe in der Medioklavikularlinie entlastet (vorzugsweise 8 cm lange Kunststoffkanüle eines Subklaviapunktionsbestecks verwenden).

➤ Punktionsort: 2. ICR in der Medioklavikularlinie. Da die Interkostalgefäße und -nerven jeweils unterhalb der Rippen verlaufen, erfolgt die Punktion direkt über der 3. Rippe.

➤ Nach Lokalisation des Punktionsorts Hautdesinfektion (Punktion unter sterilen Kautelen) und Lokalanästhesie des Stichkanals bis zum Periost der Rippe (z. B. Lidocain 1 %).

➤ Hautinzision mit einem Skalpell; Präparation der Gewebsschichten durch Spreizen mit einer Schere bis auf bzw. über die 3. Rippe.

➤ Punktion:
– Trokarkatheter 5 cm oberhalb der Spitze mit der linken Hand fassen (Sicherung gegen zu tiefes Eindringen in die Thoraxhöhle).
– Mit der rechten Hand wird das andere Ende gefaßt, um den Katheter entlang des vorpräparierten Weges in den Pleuraraum einzuführen.

- Streng senkrechte Punktionsrichtung einhalten (keinesfalls darf in Richtung auf das Mediastinum punktiert werden → Gefahr der Verletzung des Herzens und der großen Gefäße).
- Das Eintreten des Trokarkatheters in den Pleuraraum ist an einem deutlichen Widerstandsverlust zu erkennen.

➤ Kontrolle der intrapleuralen Lage:
  - Entweichen von Luft nach Entfernen des Trokars.
  - Atemsynchrones Beschlagen des Drainagelumens.

➤ Sicheres Fixieren mit einer Naht, steriler Verband.

Komplikationen

- Fehllagen der Thoraxdrainage bei subpleuraler oder subkutaner Lage.
- Gefahr der Verletzung des Herzens und der großen Gefäße bei Punktion in Richtung auf das Mediastinum (streng senkrechte Punktionsrichtung einhalten).

Kardiopulmonale Reanimation

Herzdruckmassage

Ziel

Aufbau eines Notkreislaufes bei Herz-Kreislauf-Stillstand.

Technik

➤ Patient auf eine harte Unterlage legen (Fußboden, im Bett Brett unter den Rücken schieben).

➤ Herzdruckmassage seitlich neben dem Patienten stehend oder kniend ausführen.

➤ Druckpunkt ertasten: Dieser liegt 2 Querfinger oberhalb des Xiphoidansatzes in der Medianlinie des Sternums (Druckpunkt darf nicht über dem Processus xiphoideus liegen).

➤ Handballen einer Hand über dem Druckpunkt auf das Sternum aufsetzen und die zweite Hand über die erste legen; dabei die Finger vom Thorax abheben, so daß die Kraftübertragung nur über den Handballen erfolgt.

➤ Oberkörper über den Thorax des Patienten bringen, Ellenbögen durchgestreckt halten (zur Herzdruckmassage das Gewicht des eigenen Körpers einsetzen), Kraftwirkung streng senkrecht.

➤ Sternum mit einer Frequenz von 80 – 100 / min jeweils mindestens 4 – 5 cm eindrücken.

➤ Druck- und Entlastungsphasen sollen zeitlich etwa gleichlang sein (minimales Plateau am Ende der Druckphase).

➤ Kontrolle der Herzdruckmassage durch Palpation des Karotis- oder Femoralispulses (Helfer).

Beatmung und Herzdruckmassage

Bei Maskenbeatmung muß die Beatmung mit der Herzdruckmassage abwechseln (2-Helfer-Methode: 5 : 1-Rhythmus; 1-Helfer-Methode: 15 : 2-Rhythmus).
Beim intubierten Patienten können Beatmung und Herzdruckmassage unabhängig voneinander parallel ausgeführt werden.

Komplikationen

– Rippen- und Sternumfrakturen,
– Hämatopneumothroax,
– Verletzung von Abdominalorganen (Milz, Leber).

> **Merke:**
> – Um einen Blutfluß zu erzeugen, muß die Herzdruckmassage als fließende Bewegung ausgeführt werden; ruckartige, stoßende Bewegungen aus den Armen heraus sind ungeeignet, um einen ausreichenden Blutfluß aufzubauen.

Herzdruckmassage bei Kindern

Neugeborene
▷ Druckpunkt liegt in der Sternummitte.
▷ Thorax mit beiden Händen umfassen, so daß die Daumen auf dem Sternum liegen.
▷ Herzdruckmassage erfolgt über beide Daumen; dabei soll das Sternum etwa 1,5 cm tief mit einer Frequenz von 120/min eingedrückt werden.

Säuglinge
▷ Druckpunkt liegt in der Sternummitte.
▷ Herzdruckmassage wird mit 2 Fingern einer Hand ausgeführt; dabei soll das Sternum etwa 2 cm tief mit einer Frequenz von 120/min eingedrückt werden.

Kleinkinder
▷ Herzdruckmassage wird mit dem Handballen einer Hand ausgeführt, dabei soll das Sternum etwa 3–4 cm tief mit einer Frequenz von 100/min eingedrückt werden.

Herzdruckmassage mittels ACD-Methode
(Active Compression-Decompression)

Ziel

Aktive Unterstützung der Entlastungsphase (Dekompressionsphase) durch einen mittels Saugglocke transthorakal erzeugten Sog (verstärkter venöser Rückfluß, verbesserter Notkreislauf).

Material

Saugglocke mit Doppellippe (Haftung auch auf verschmutzter oder behaarter Haut) und Handteller (Cardio-Pump®, Ambu).

Technik

➤ Saugglocke über der Sternummitte in der Medianlinie aufsetzen.
➤ Kompressionsphase entsprechend der konventionellen Herzdruckmassage.
➤ Dekompressionsphase: aktive Dekompression des Thorax (Sog) durch Zug am Handteller des ACD-Gerätes → Förderung des venösen Rückflusses und Verbesserung des Notkreislaufes.

Defibrillation

Indikation

Kammerflimmern und -flattern.

Material

Defibrillator als Bestandteil eines kompakten EKG-Defibrillationsgerätes.
Vorzugsweise großflächige Gel-Klebeelektroden mit Metallkontaktfläche für die Defibrillationselektroden verwenden; alternativ Elektrodengel.

Wirkungsweise

Durch die Defibrillation wird die Voraussetzung für eine Wiederkehr eines geordneten Herzrhythmus geschaffen. Dabei werden durch einen transthorakalen Stromstoß alle Herzmuskelzellen synchron depolarisiert. Bei der nachfolgenden Repolarisation erhält ein Schrittmacher (im Normalfall der Sinusknoten) die Möglichkeit, wieder einen geordneten Erregungsablauf in Gang zu setzen.

Durchführung

➤ Nach dem Einschalten des Defibrillators erforderliche Energie wählen:
  – Erwachsene 200–360 Joule (3 J/kg; max. 5 J/kg)
  – Kinder 100–200 Joule (2 J/kg)
  – Kleinkinder 50–100 Joule
  – Säuglinge 20– 50 Joule
➤ Punkte für das Aufsetzen der Defibrillationselektroden aufsuchen:
  – „Sternum"-Elektrode: rechts parasternal unterhalb der Klavikula,
  – „Apex"-Elektrode: über der Herzspitze im 5 ICR in der Axillarlinie.
➤ Gel-Klebeelektroden auf den Thorax aufkleben und Defibrillationselektroden auf die Metallkontaktflächen aufsetzen oder Defibrillationselektroden mit Gel bestreichen und an den entsprechenden Stellen fest auf den Thorax aufsetzen.
➤ Elektroden laden (Defibrillationsbereitschaft wird sowohl optisch als auch akustisch signalisiert).
➤ Warnung an alle Hilfspersonen, Abstand vom Patienten, von der Patiententrage oder vom Patientenbett einhalten (Beatmung und Herzdruckmassage *kurz* unterbrechen).
➤ Auslösen der Defibrillation durch gleichzeitigen Knopfdruck an beiden Defibrillationselektroden.
➤ Erfolgskontrolle am EKG-Monitor *und* durch Tasten des Karotis- oder Femoralispulses.

Voraussetzungen für eine erfolgreiche Defibrillation

– Sachgerecht durchgeführte Basismaßnahmen der kardiopul-
  monalen Reanimation, ggf. Applikation von Adrenalin.
– Durch Anpressen der Defibrillationselektroden möglichst engen
  Kontakt zwischen Haut und Defibrillationselektroden sicher-
  stellen → Verringerung des Übergangswiderstandes.
– Die Defibrillationselektroden möglichst weit voneinander auf den
  Thorax aufsetzen, damit das Myokard vom Stromfluß optimal
  erfaßt werden kann.
– Bei unzureichendem Hautkontakt neben ineffektiver Defibrillation
  auch Hautverbrennungen möglich.
– Bei Kammertachykardie mit Schock synchronisiert Defibrillieren
  (Kardioversion); nach Einschalten des Gerätes zuerst die Synchro-
  nisationseinstellung (Synch-Taste) wählen; Technik sonst wie oben
  beschrieben.
– Defibrillation beim Schrittmacherpatienten: Defibrillationselektroden in größtmöglichem Abstand zum Schrittmacheraggregat
  plazieren.

Cave: Defibrillation eines Patienten auf nassem Untergrund (z. B.
Schwimmbad) → trotz fehlendem Patientenkontakt Gefährdung
des Rettungspersonals durch einen fortgeleiteten Stromstoß.

Kardioversion

Indikation

Hämodynamisch relevante (syst. Blutdruck < 80 mmHg, Bewußt-seinsstörung, Zeichen myokardialer Ischämie) und medikamentös nicht therapierbare Formen von:
– Vorhofflimmern bzw. Vorhofflattern mit schneller AV-Überleitung (supraventrikuläre Tachykardie),
– Kammertachykardie.

Material

→ s. Defibrillation.

Wirkungsweise

→ s. Defibrillation.

Durchführung

➤ Vorbereitungen für eine eventuelle Maskenbeatmung treffen → s. präklinische Narkose bzw. Beatmung.

➤ Oberkörper hochlagern.

➤ Einige Minuten präoxygenieren, sofern es die Situation erlaubt (Sauerstoff über Nasensonde oder Maske).

➤ Nach dem Einschalten des Defibrillators erforderliche Energie wählen:
– Erwachsene 100 – 200 Joule (bis max. 360 Joule)
– Kinder 0,5 – 1 Joule / kg

➤ Etomidat (Etomidat-Lipuro®) 0,2 – 0,3 mg/kg i. v.

➤ Synchronisierte Kardioversion (Technik → s. Defibrillation).

Merke:
– Kammertachykardien bei puls- und bewußtlosen Patienten wer-den durch eine Defibrillation therapiert (zeitliche Verzögerung beim Synchronisationsvorgang zur Kardioversion möglich).
– Bei Kurznarkose mit Etomidat (Etomidat-Lipuro®) bleibt die Spontanatmung in der Regel erhalten (beachte: ausgeprägte Myoklonien möglich).

Komplikationen

Kammerflimmern, Asystolie, bradykarde Herzrhythmusstörungen, Herzinsuffizienz.

Kardiopulmonale Reanimation (CPR)

Anamnese

Falls möglich, Kurzanamnese während der Reanimation (an Helfer delegieren):
- initialer Untersuchungsbefund des Ersthelfers (Bewußtsein, Atmung, Puls, Pupillen, initialer Herzrhythmus),
- Ersthelfer-CPR (Qualität),
- ursächliches Ereignis (zwischen kardialer und nichtkardialer Ursache unterscheiden),
- Gesundheitszustand vor Herz-Kreislauf-Stillstand, Vorerkrankungen, Medikamentenanamnese.

Dokumentation

Zu ermittelnde *Zeitpunkte* im Rahmen der CPR:
- Zeitpunkt des Kollapses beim *beobachteten* Herz-Kreislauf-Stillstandes (gesehen oder gehört),
- Eingang des Notrufes,
- Eintreffen des Rettungsfahrzeuges am Notfallort,
- Beginn der CPR (Dokumentation für Ersthelfer und Rettungspersonal gesondert),
- erste Defibrillation,
- Wiederkehr der Spontanzirkulation bzw. Einstellen der CPR/Todesfeststellung.

Dokumentationshilfsmittel: Diktaphonbänder (akustische Aufzeichnung des CPR-Verlaufes), Datenspeicher des Defibrillators (EKG-Aufzeichnung).

Maßnahmen

Basismaßnahmen (in der Regel durch Rettungssanitäter):
➤ Atemwege freimachen:
  - Grobe mechanische Reinigung von Mund und Rachen mittels Zeige- und Mittelfinger (Kopf zur Seite drehen).
  - Absaugen von Erbrochenem aus Mund und Rachen mittels Vakuumpumpe.
➤ Atemwege freihalten:
  - Überstrecken des Kopfes,
  - Esmarch-Handgriff,
  - Einführen eines Guedel-Tubus.
➤ Beatmung mittels Beatmungsbeutel und Maske.
➤ Herzdruckmassage, wenn vorhanden mit ACD-Gerät (s. oben)

Cave:
– Gefahr der Insufflation von Luft in den Magen bei verlegten
  Atemwegen (z. B. fehlende Überstreckung des Kopfes).
– Herzdruckmassage und Beatmung über Maske immer im Rhyth-
  mus 5 : 1.

Erweiterte Maßnahmen:

1. min ➤ EKG-Schnelldiagnose mittels Defibrillationselektroden.

2. min ➤ Frühdefibrillation (bis zu 3× mit 200, 300 und 360 J).
        ➤ Intubation möglichst atraumatisch (vorzugsweise orale
           Intubation; nach einer nasalen Intubation Blutungs-
           gefahr unter systemischer Lyse bei Myokardinfarkt).
        ➤ Bei massiver Aspiration tracheal absaugen.
        ➤ Adrenalin 2,5 mg e. b. (Fertigspritze, Applikationskatheter).
        ➤ Hyperventilation (150 ml/kg/min); frühzeitiger Einsatz
           eines Respirators (100 % Sauerstoff).
        ➤ Periphervenöser Zugang (z. B. V. jugularis externa,
           V. cubitalis; zentralvenösr Katheter nur, wenn peripherer
           Zugang nicht möglich).

3. min ➤ Adrenalin (Suprarenin®) 1 mg i. v.

4. min ➤ Defibrillation (3 × 360 J) bei Kammerflimmern.

5. min ➤ Adrenalin 1 mg i. v. (2,5 mg e. b. bei noch fehlendem
           venösem Zugang; 2 mg i. v. bei eskalierender Dosierung).

6. min ➤ Defibrillation (3 × 360 J) bei Kammerflimmern.

7. min ➤ Adrenalin 1 mg i. v. (2,5 mg e. b. bei noch fehlendem
           venösem Zugang; 3 mg i. v. bei eskalierender Dosierung).

8. min ➤ Defibrillation (3 × 360 J) bei Kammerflimmern.

9. min ➤ Adrenalin 5 mg i. v.

10. min ➤ Natriumbicarbonat (1 mval/kg als einmalige Gabe).

Rezidivierendes Kammerflimmern:

➤ Lidocain (Xylocain®) 1 – 1,5 mg/kg i. v. (nach adäquater Adrenalin-
  therapie), bei Bedarf Repetition von 0,5 – 1,0 mg/kg nach 5 min
  (**cave:** negative Inotropie).

Alternativ:

➤ Ajmalin (Gilurytmal®) 25 – 50 mg i. v., ggf. Repetition (**cave:** negative Inotropie).

Nach Rückkehr der Spontanzirkulation:

➤ Bei Hypotonie:
  – Dopamin 300 – 1500 µg/min i. v. (200 mg in 500 ml Infusionslö-sung → 20 – 40 – 60 Tr./min);
  – je nach Blutdruck zusätzlich Adrenalin 2 – 6 µg/min i. v. (1 mg in 500 ml Infusionslösung → 20 – 40 – 60 Tr./min).

➤ Natriumbicarbonat 1 mval/kg (nach Rückkehr der Spontanzirku-lation *oder* nach 10 min erfolgloser Reanimation).

➤ Bei ventrikulären Herzrhythmusstörungen:
  – Lidocain (Xylocain®) als Infusion mit 2 – 4 mg/min i. v. (1000 mg in 500 ml Infusionslösung → 20 – 40 Tr./min).

  Alternativ:
  – Ajmalin (Gilurytmal®) 25 – 50 mg i. v. (ggf. Repetition)
  oder
  – Propafenon (Rytmonorm®) 35 – 70 mg i. v. (ggf. Repetition).

➤ Nitroglycerin-Spray bei Hypertonie.

➤ Bei Bedarf Sedierung mit Diazepam (Valium®) und Morphin.

➤ Transportmonitoring: EKG, kontinuierliche Blutdruckmessung, Pulsoximetrie.

Zielklinik

Internistische Notfallaufnahme, Intensivstation (Voranmeldung).

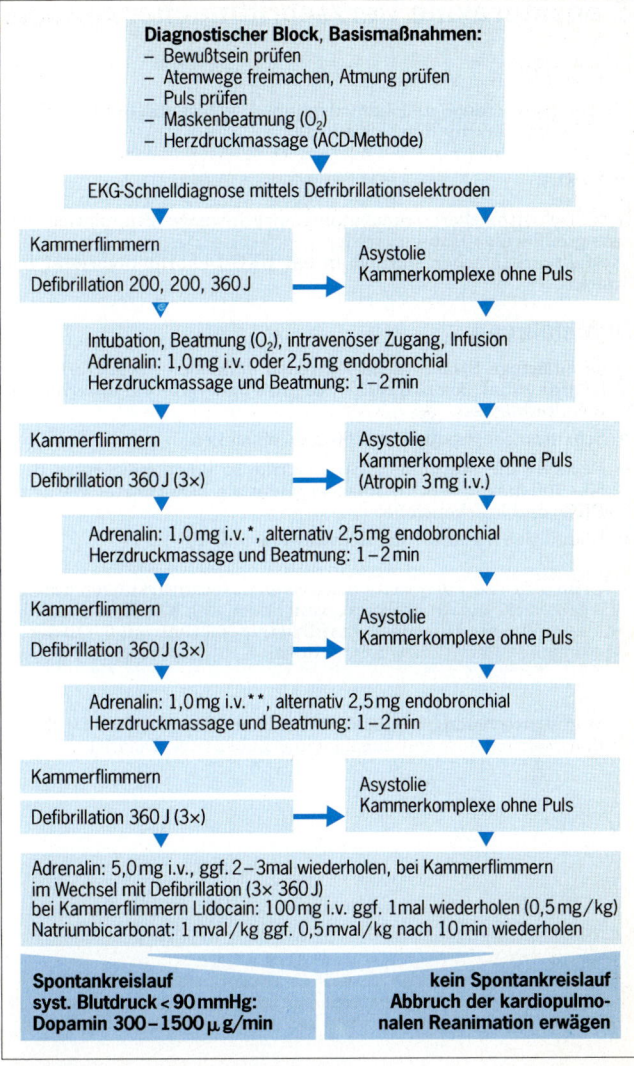

Diagnostischer Block, Basismaßnahmen:
– Bewußtsein prüfen
– Atemwege freimachen, Atmung prüfen
– Puls prüfen
– Maskenbeatmung (O₂)
– Herzdruckmassage (ACD-Methode)

EKG-Schnelldiagnose mittels Defibrillationselektroden

Kammerflimmern

Defibrillation 200, 200, 360 J

Asystolie
Kammerkomplexe ohne Puls

Intubation, Beatmung (O₂), intravenöser Zugang, Infusion
Adrenalin: 1,0 mg i.v. oder 2,5 mg endobronchial
Herzdruckmassage und Beatmung: 1–2 min

Kammerflimmern

Defibrillation 360 J (3×)

Asystolie
Kammerkomplexe ohne Puls
(Atropin 3 mg i.v.)

Adrenalin: 1,0 mg i.v.*, alternativ 2,5 mg endobronchial
Herzdruckmassage und Beatmung: 1–2 min

Kammerflimmern

Defibrillation 360 J (3×)

Asystolie
Kammerkomplexe ohne Puls

Adrenalin: 1,0 mg i.v.**, alternativ 2,5 mg endobronchial
Herzdruckmassage und Beatmung: 1–2 min

Kammerflimmern

Defibrillation 360 J (3×)

Asystolie
Kammerkomplexe ohne Puls

Adrenalin: 5,0 mg i.v., ggf. 2–3mal wiederholen, bei Kammerflimmern
im Wechsel mit Defibrillation (3× 360 J)
bei Kammerflimmern Lidocain: 100 mg i.v. ggf. 1mal wiederholen (0,5 mg/kg)
Natriumbicarbonat: 1 mval/kg ggf. 0,5 mval/kg nach 10 min wiederholen

**Spontankreislauf
syst. Blutdruck < 90 mmHg:
Dopamin 300–1500 μg/min**

**kein Spontankreislauf
Abbruch der kardiopulmo-
nalen Reanimation erwägen**

Adrenalindosierung alternativ auch eskalierend:
* 2 mg i. v.   ** 3 mg i. v.

Transthorakale Herzschrittmachertherapie

Indikation

Pharmakoresistente und hämodynamisch relevante Bradykardie (s. bradykarde Herzrhythmusstörungen).

Material

Notfallschrittmacher: transkutane, nichtinvasive Stimulation über zwei großflächige Hautelektroden.
(Notfallschrittmacher sind oft in ein EKG-Defibrillationsgerät integriert.)

Durchführung

➤ Großflächige Stimulationselektroden aufkleben (negative Elektrode präkordial, positive Elektrode links paravertebral unterhalb des Schulterblattes).

➤ Schrittmacherfrequenz auf 80 / min einstellen.

➤ Reizschwelle bestimmen: Stromstärke so lange steigern (z. B. bis 80 – 100 mA), bis Schrittmacherpotentiale beantwortet werden → EKG- *und* Pulskontrolle!

➤ Endgültige Stromstärke: Reizschwelle plus 10 – 20 %.

Merke: Für den Patienten unangenehme Nebenwirkungen durch Parästhesien und Muskelzuckungen lassen sich bei effizienter Stimulation kaum vermeiden → bei Bedarf Sedierung mit 5 – 10 mg Diazepam (Valium®) bzw. Analgesie mit 5 – 10 mg Morphin.

Cave: Verwechslungsmöglichkeit von Schrittmacher- und Defibrillationselektroden → nur zugelassenes Zubehör verwenden.

Spezielle Notfallmedizin

Kardiozirkulatorische Notfälle

Angina pectoris

Anamnese

– *Aktuelle Anamnese:* Auslöser, erstmaliges Auftreten und Dauer der aktuellen pektanginösen Beschwerden, aktuelle Eigenmedikation (Nitrate, Betablocker etc.).
– *Allgemeine Anamnese:* Vorerkrankungen, Infarktanamnese, Dauermedikation.
– *Risikofaktoren:* Hypertonie, Hyperlipoproteinämie, Adipositas, Nikotin, Streß, Diabetes mellitus.

Symptome

▷ Retrosternaler, unscharf begrenzter Schmerz:
  – Tritt meist bei Belastung auf und klingt in Ruhe wieder ab,
  – Ausstrahlung (Schulter, Arme, Kiefer, Oberbauch),
  – Dauer meist weniger als 10 – 15 min,
  – Ansprechbarkeit auf Nitroglycerin (meist innerhalb 3 min).
▷ EKG-Veränderungen (ST-Streckensenkung nur in etwa 30 % der Fälle!).
▷ Schwerkranker, ängstlicher und „stiller" Patient.
▷ Übelkeit, kaltschweißige Haut (variabel).

Differentialdiagnostischer Überblick

– Myokardinfarkt (Nitroresistenz, längere Schmerzdauer, Unruhe, Blässe, Arrhythmien)
– Funktionelle Herzbeschwerden (umschriebener, stechender belastungsunabhängiger Schmerz über der Herzspitze, Verschwinden bei Belastung, agitierter Patient, theatralischer Vortrag, Hyperventilation)
– Lungenembolie (fast immer ausgeprägte Luftnot und Tachykardie, Zeichen der Rechtsherzbelastung)
– Akutes Abdomen (z. B. Ulkusperforation, Cholezystitis, Cholelithiasis, Pankreatitis)
– Disseziierendes Aortenaneurysma (Schmerzausstrahlung in den Rücken, Durchblutungsstörungen der Beine und des linken Armes mit Blutdruckdifferenzen, zerebrale Durchblutungsstörungen, schwerer Schock)
– Tachykardien, Tachyarrhythmien
– Kardiale Vitien (besonders Aortenstenosen)
– Vertebragener Schmerz (umschriebener Schmerz entlang der Interkostalräume)
– (Spontan-)Pneumothorax (Luftnot als Leitsymptom)
– Hiatushernie (Beschwerden verstärken sich beim Liegen) und Refluxösophagitis (Beschwerden bei der Nahrungsaufnahme)

Maßnahmen

➤ Monitoring: EKG, kontinuierliche Blutdruckmessung.

➤ Oberkörper hochlagern.

➤ Sauerstoffgabe.

➤ Nitroglycerin-Spray initial 0,8 mg (2 Hübe), Repetition von 0,4 mg alle 3 – 5 min, sofern syst. Blutdruck > 100 mmHg.

➤ Diazepam (Valium®) 5 – 10 mg.

➤ Morphin 5 – 10 mg (bei Nitroresistenz).

➤ Bei fortbestehender Hypertonie nach 2 – 4 Hüben Nitroglycerin-Spray: Nifedipin (Adalat®) 10 mg p. o.

➤ Ruhiges Vorgehen, Indikation für Transport mit Martinshorn streng stellen (Streßreduktion).

Cave: Hypotonie durch Anwendung von Nitroglycerin-Spray. Patient hat meist schon selbst Nitroglycerin-Spray appliziert. Hypotonie auch durch Morphin und Diazepam möglich.

Zielklinik

Internistische Notfallaufnahme (Intensivstation).
Transportbegleitung obligat.

Myokardinfarkt

Anamnese

– *Aktuelle Anamnese:* erstmaliges Auftreten, Auslöser, Zeitpunkt der ersten Beschwerden, aktuelle Eigenmedikation (Nitrate, β-Blocker etc.).
– *Allgemeine Anamnese:* Vorerkrankungen, Medikation.
– *Risikofaktoren:* Hypertonie, Hyperlipoproteinämie, Adipositas, Nikotin, Streß, Diabetes mellitus.
– Lysekriterien eruieren (s. u.).

Symptome

⇨ Retrosternaler, unscharf begrenzter Schmerz:
  – Ausstrahlung (Schulter, Arme, Kiefer, Oberbauch),
  – Dauer meist länger als 15 – 20 min,
  – kein Ansprechen auf Nitroglycerin.
⇨ Schwerkranker, unruhiger und ängstlicher Patient (Vernichtungsgefühl).
⇨ Häufig Kaltschweißigkeit und blasses Hautkolorit.
⇨ Übelkeit, Erbrechen.
⇨ Dyspnoe.
⇨ EKG-Veränderungen (ST-Hebung, ST-Senkung, Erstickungs-T).
⇨ Herzrhythmusstörungen (ca. 90 %).
⇨ Linksherzversagen, Lungenödem (ca. 30 %).
⇨ Kardiogener Schock (ca. 10 %).

Cave: Bei einem klinischen Bild mit längerdauerndem Brustschmerz, Unruhe, Blässe und Arrhythmien muß an einen Myokardinfarkt gedacht werden.

Differentialdiagnostischer Überblick

– Angina pectoris (meist kürzere Schmerzdauer, ängstlicher und ruhiger Patient, Ansprechen auf Nitroglycerin, im Zweifel immer vom Myokardinfarkt ausgehen).
– Weitere Differentialdiagnosen s. Kapitel Angina pectoris.

Maßnahmen

➤ Monitoring: EKG, kontinuierliche Blutdruckmessung.
➤ Oberkörper hochlagern.
➤ Sauerstoffgabe.
➤ Nitroglycerin-Spray initial 0,8 mg (2 Hübe), Repetition von 0,4 mg alle 3 – 5 min, sofern syst. Blutdruck > 100 mmHg.
➤ Morphin 5 – 10 mg i. v.

➤ Diazepam (Valium®) 5 – 10 mg i. v.

➤ Ruhiges Vorgehen, Indikation für den Transport mit Martinshorn streng stellen (Streßreduktion).

➤ Therapie von Komplikationen (Herzrhythmusstörungen, Herzinsuffizienz, kardiogener Schock) → s. entsprechende Kapitel.

Cave:
– Analgesie und Sedierung als Hauptprinzip der medikamentösen Therapie mit Priorität vor einer antiarrhythmischen Therapie.
– Hypotonie durch Anwendung von Nitroglycerin-Spray. Patient hat evtl. schon selbst Nitroglycerin-Spray appliziert. Hypotonie auch durch Morphin und Diazepam möglich.

Zielklinik

– Internistische Notfallaufnahme, Intensivstation.
– Transportbegleitung obligat.

Besonderheiten

Merke:
– Schwere Komplikationen und Todesfälle meist in der ersten Stunde nach dem Infarkt.
– „Stumme" Myokardinfarkte mit Luftnot und synkopalen Anfällen bei Diabetes mellitus und älteren Patienten möglich.

Systemische Lysetherapie

Indikation:
– Alter des Myokardinfarkts weniger als 6 Std. (im Einzelfall 6 – 10 Std. Intervalle),
– Lyse auch bei kardiogenem Schock und nach unkomplizierter CPR (Dauer < 10 min) bei gesichertem Myokardinfarkt, u. U. sogar unter CPR als Ultima ratio.

Kontraindikation:
– jede i. m. Punktion,
– mehrere Punktionsversuche bei ZVK-Anlage,
– 2 Wochen nach Trauma oder OP,
– 6 Monate nach ZNS-Blutung und gastrointestinaler Blutung.

Merke:
– ZVK-Anlage mit einem Punktionsversuch ist keine Kontraindikation.
– Wenn bei Myokardinfarkt Intubation notwendig, immer die atraumatische, orale Intubation durchführen (Gefahr der nasalen Blutung unter der Lysetherapie möglich).
– Frühzeitige Information der internistischen Zielklinik zur Vorbereitung bei jedem begründeten Infarktverdacht mit der Bitte um Vorbereitung einer *Lysetherapie* → logistische Verkürzung der „Pforte-Lyse-Zeit" auf 10–20 min!

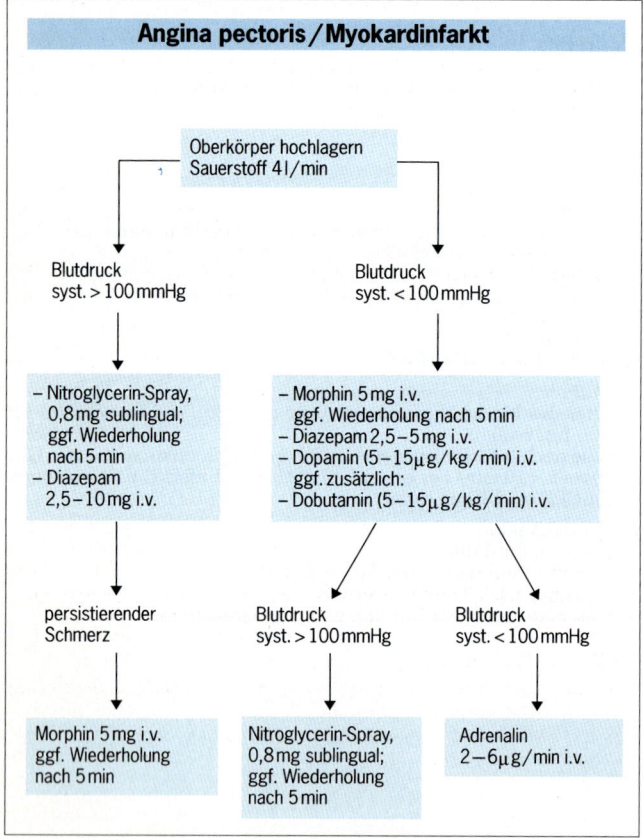

Angina pectoris / Myokardinfarkt

Oberkörper hochlagern
Sauerstoff 4 l/min

Blutdruck
syst. > 100 mmHg

Blutdruck
syst. < 100 mmHg

– Nitroglycerin-Spray,
0,8 mg sublingual;
ggf. Wiederholung
nach 5 min
– Diazepam
2,5–10 mg i.v.

– Morphin 5 mg i.v.
ggf. Wiederholung nach 5 min
– Diazepam 2,5–5 mg i.v.
– Dopamin (5–15 µg/kg/min) i.v.
ggf. zusätzlich:
– Dobutamin (5–15 µg/kg/min) i.v.

persistierender
Schmerz

Blutdruck
syst. > 100 mmHg

Blutdruck
syst. < 100 mmHg

Morphin 5 mg i.v.
ggf. Wiederholung
nach 5 min

Nitroglycerin-Spray,
0,8 mg sublingual;
ggf. Wiederholung
nach 5 min

Adrenalin
2–6 µg/min i.v.

Akute Herzinsuffizienz

Anamnese

Ursachen für eine Herzinsuffizienz:
– Kardiale Ursachen: KHK, Myokardinfarkt, Herzinsuffizienz, Vitien, Myokarditis, Herzrhythmusstörungen.
– Extrakardiale Ursachen: hypertensive Krise, Lungenembolie, Asthma bronchiale, Pharmaka.

Symptome

▷ Ängstlicher, unruhiger, kaltschweißiger Patient (oft schon in sitzender Position).
▷ Luftnot (Ruhedyspnoe, Orthopnoe, Tachypnoe, Zyanose).
▷ Giemen exspiratorisch, „Asthma cardiale" (meist bei beginnendem Lungenödem).
▷ Rasselgeräusche bei Lungenödem.
▷ Tachykardie, Blutdruck variabel.

Differentialdiagnostischer Überblick

– Asthma bronchiale (erstmalig beim älteren Patienten auftretende Luftnot weist auf ein „Asthma cardiale" hin!)
– Myokardinfarkt
– Kardiogener Schock
– Lungenembolie
– Pneumonie
– Spontanpneumothorax

Maßnahmen

➤ Monitoring: EKG, kontinuierliche Blutdruckmessung, Pulsoximetrie.
➤ Halbsitzende Lagerung.
➤ Sauerstoffgabe.
➤ Furosemid (Lasix®) 40 mg i. v.
➤ Unblutiger Aderlaß (2–3 Blutdruckmanschetten an Extremitäten anbringen und mit 40–60 mmHg alternierend stauen).

Bei Blutdruck > 100 mmHg:
➤ Nitroglycerin-Spray initial 0,8 mg (2 Hübe), Repetition von 0,4 mg alle 3–5 min (**cave:** Hypotonie).
➤ Ggf. Dobutamin (Dobutrex®) 200–1000 µg/min (250 mg in 500 ml Infusionslösung → 10–40 Tr./min).

Bei Hypertonie zusätzlich:

➤ Nifedipin (Adalat®) 10 mg p. o.

Bei Blutdruck < 100 mmHg:

➤ Dopamin 400–1200 µg/min (200 mg in 500 ml Infusionslösung → 20–40–60 Tr./min).

➤ Ggf. zusätzlich Dobutamin 200–1000 µg/min (250 mg in 500 ml Infusionslösung → 10–40 Tr./min).

Bei Therapieresistenz:

➤ Intubation und Beatmung, ggf. Therapie entsprechend Kardiogenem Schock.

Zielklinik

Interistische Notfallaufnahme, Intensivstation, Transportbegleitung.

Merke: Myokardinfarkt, hypertensive Krise, bestehende Aorten- und Mitralvitien sind die häufigsten Ursachen einer akuten Herzinsuffizienz.

Akute Herzinsuffizienz / kardiales Lungenödem

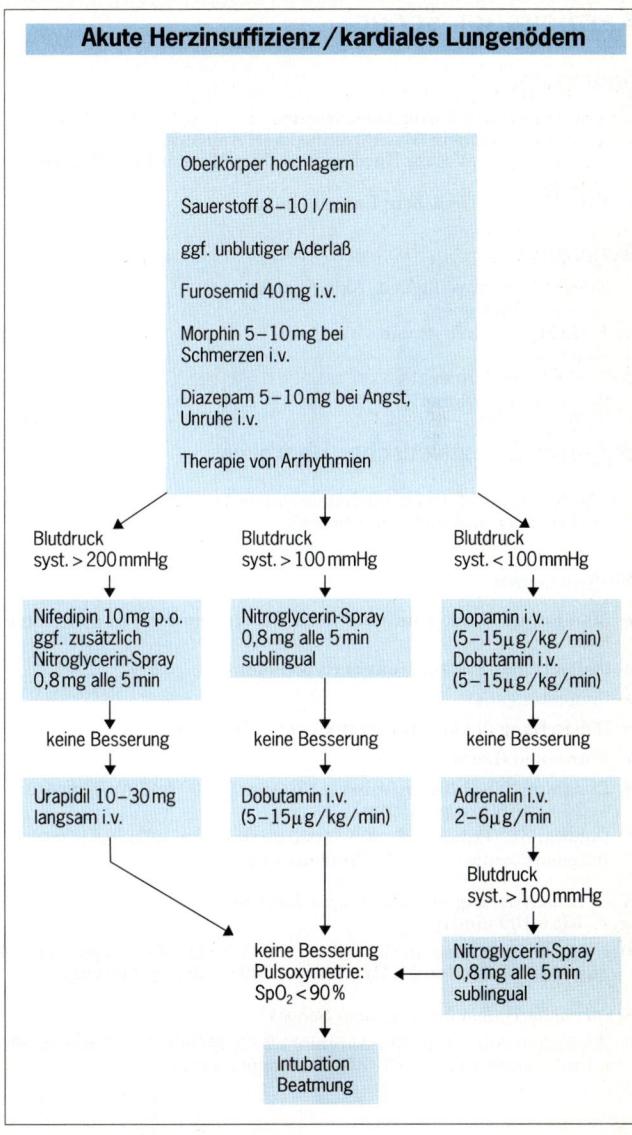

Oberkörper hochlagern

Sauerstoff 8–10 l/min

ggf. unblutiger Aderlaß

Furosemid 40 mg i.v.

Morphin 5–10 mg bei
Schmerzen i.v.

Diazepam 5–10 mg bei Angst,
Unruhe i.v.

Therapie von Arrhythmien

Blutdruck
syst. > 200 mmHg

Blutdruck
syst. > 100 mmHg

Blutdruck
syst. < 100 mmHg

Nifedipin 10 mg p.o.
ggf. zusätzlich
Nitroglycerin-Spray
0,8 mg alle 5 min

Nitroglycerin-Spray
0,8 mg alle 5 min
sublingual

Dopamin i.v.
(5–15 µg/kg/min)
Dobutamin i.v.
(5–15 µg/kg/min)

keine Besserung

keine Besserung

keine Besserung

Urapidil 10–30 mg
langsam i.v.

Dobutamin i.v.
(5–15 µg/kg/min)

Adrenalin i.v.
2–6 µg/min

Blutdruck
syst. > 100 mmHg

keine Besserung
Pulsoxymetrie:
$SpO_2 < 90 \%$

Nitroglycerin-Spray
0,8 mg alle 5 min
sublingual

Intubation
Beatmung

Kardiogener Schock

Anamnese

Ursachen für einen kardiogenen Schock:
- Kardiale Ursachen: Myokardinfarkt, Herzinsuffizienz, Herzrhythmusstörungen, Vitien, Kardiomyopathie, Myokarditis, Herzbeuteltamponade.
- Extrakardiale Ursachen: Lungenembolie.

Symptome

- Blässe, Kaltschweißigkeit, Akrozyanose,
- gestaute Halsvenen,
- Tachykardie, Arrhythmie,
- Hypotonie,
- Dyspnoe, Tachypnoe,
- Bewußtseinstrübung.

Differentialdiagnostischer Überblick

- Andere Schockformen wie hämorrhagischer, anaphylaktischer, neurogener und septischer Schock.

Maßnahmen

➤ Monitoring: EKG, kontinuierliche Blutdruckmessung, Pulsoximetrie.

➤ Halbsitzende Position (**cave:** Hypotonie).

➤ Sauerstoffgabe.

➤ Behandlung der Grunderkrankung (s. Ursachen).

➤ Furosemid (Lasix®) 40 mg.

➤ Dopamin 400 – 1200 µg / min i. v. (200 mg in 500 ml Infusionslösung → 20 – 40 – 60 Tropfen / min).

➤ Dobutamin (Dobutrex®) 200 – 1000 µg / min i. v. (250 mg in 500 ml Infusionslösung → 10 – 40 Tropfen / min).

Nach Stabilisierung der Kreislaufverhältnisse
(syst. RR > 100 mmHg):

➤ Nitroglycerin-Spray initial 0,8 mg s. l. (2 Hübe), Repetition von 0,4 mg alle 3 – 5 min (**cave:** Hypotonie < 100 mmHg systolisch).

Bei persistierendem kardiogenem Schock:

➤ Zusätzlich Adrenalin (Suprarenin®) 2 – 6 µg / min i. v. (1 mg in 500 ml Infusionslösung → 20 – 40 – 60 Tropfen / min).

Bei Bewußtseinsverlust:

➤ Intubation und Beatmung.

Cave: Zusätzliche Myokarddepression durch Anästhetika und Überdruckbeatmung.

Zielklinik

– Internistische Notfallaufnahme, Intensivstation.
– Bei eindeutiger und massiver Lungenembolie → Kardiochirurgie mit Voranmeldung (Embolektomie unter extrakorporaler Zirkulation); Transport u. U. unter CPR.
– Transportbegleitung obligat.

Merke:
– Kardiogener Schock ist die zweithäufigste Komplikation des Myokardinfarktes (besonders bei großen Infarkten, die mehr als 40 % des Myokards betreffen).
– Bei Myokardinfarkt mit kardiogenem Schock: Lysetherapie.

Hypertensive Krise

Anamnese

Vorerkrankungen (Hypertonie oft bekannt), antihypertensive Dauer-
therapie erfragen.
Ursachen für hypertensive Krise:
– Dekompensation im Rahmen einer essentiellen Hypertonie,
– Nierenerkrankung,
– ZNS-Erkrankung (Enzephalitis, intrakranielle Blutung, intrakra-
  nielle Raumforderung),
– (Prä-)Eklampsie,
– Thyreotoxikose,
– Phäochromozytom.

Symptome

Hypertonie mit
↪ Angina pectoris,
↪ Luftnot,
↪ Kopfschmerz, Schwindel, Sehstörungen,
↪ Übelkeit, Erbrechen,
↪ Bewußtseinsstörungen, Krampfanfällen.

Maßnahmen

➤ Monitoring: EKG, kontinuierliche Blutdruckmessung (Seitendiffe-
  renz).
➤ Halbsitzende Position.
➤ Sauerstoffgabe.
➤ Diazepam (Valium®) 5 – 10 mg i. v.
➤ Furosemid (Lasix®) 20 – 40 mg i. v. (besonders bei Lungenödem).

Spezielle antihypertensive Therapie:
➤ Nifedipin (Adalat®) 10 mg p. o. (bei Bedarf nach 15 – 30 min wiederholen).

  Zusätzlich bei Bedarf:
➤ Nitroglycerin-Spray initial 0,8 mg → s. l. (2 Hübe), Repetition von
  0,4 mg alle 3 – 5 min (besonders bei pektanginösen Beschwerden;
  cave: Hypotonie).

  Alternativ bzw. kombiniert:
➤ Urapidil (Ebrantil®) 10 – 30 mg über 5 min titrierend i. v. applizieren (danach die kumulative Bolusdosis über 30 min infundieren →
  engmaschige Blutdruckkontrolle).

Zielklinik

– Internistische Notfallaufnahme (Intensivstation).
– Bei neurologischer Symptomatik an Zielklinik mit CT-Diagnostik denken.
– Transportbegleitung.

Besonderheiten

Im Verlauf einer hypertensiven Krise können auftreten:
– Angina pectoris, Myokardinfarkt, Linksherzversagen, Lungenödem, Hirnödem.

Cave: Blutdruck immer langsam (Wirkzeit der Pharmaka abwarten!) und nicht unter 160/80 mmHg senken (Gefahr von zerebralen Perfusionsstörungen).

Herzrhythmusstörungen

Anamnese

Ursachen für Herzrhythmusstörungen:
– Kardiale Ursachen: koronare Herzkrankheit, Myokardinfarkt, akute oder chronische, arterielle oder pulmonale Hypertonie, Myokarditis, Kardiomyopathie, hypersensitiver Karotissinus, Vitien.
– Extrakardiale Ursachen: Medikamente (z. B. Digitalisintoxikation), Elektrolytstörungen infolge Nieren- oder gastrointestinaler Erkrankungen, Hyper- oder Hypothyreose, Phäochromozytom.

Symptome

▷ Synkope,
▷ pektanginöse Beschwerden,
▷ Herzjagen, Herzstolpern,
▷ Luftnot,
▷ Symptome der Herzinsuffizienz.

Differentialdiagnostischer Überblick

– EKG-Gerätefehler (z. B. Diskonnektion, Kabelbruch, EKG-Ableitung über Defibrillationselektroden statt über EKG-Kabel angewählt).
– Schrittmacher-Fehlfunktion.

Maßnahmen

➤ Monitoring: EKG, kontinuierliche Blutdruckmessung.
➤ Sauerstoffgabe.
➤ Absolute notärztliche Behandlungsindikation nur bei hämodynamischer Relevanz vorhanden.
➤ Relative notärztliche Behandlungsindikation bei subjektiven Beschwerden oder prognostisch ungünstigen Herzrhythmusstörungen vorhanden (früh einfallende VES, polytope VES, Couplets).
➤ Spezielle Maßnahmen: s. tachykarde bzw. bradykarde Herzrhythmusstörungen, Extrasystolie.

Zielklinik

Internistische Notfallaufnahme, Transportbegleitung.

Cave: Herzrhythmusstörungen sind die häufigste Komplikation eines Myokardinfarktes.

Tachykarde Herzrhythmusstörungen

Anamnese

Ursachen für Tachykardien:
- Kardiale Ursachen: Myokardinfarkt, KHK, Herzinsuffizienz, Kardiomyopathie, kardiogener Schock, Myokarditis, Vitium, WPW-Syndrom, arterielle Hypertonie.
- Extrakardiale Ursachen: Hypovolämie, Anämie, Lungenembolie, Pneumothorax, Fieber, Hyperthyreose.
- Intoxikationen bzw. Überdosierung von Medikamenten (z. B. Digitalis, Chinidin, trizyklische Antidepressiva).

Symptome

- Puls („Herzrasen"),
- EKG, Herzfrequenz > 100 / min.

Symptome einer prognostisch ungünstigen Tachykardie:
- polytope ventrikuläre Extrasystolen (Lown III),
- Paare (Lown IVa) oder Salven ventrikulärer Extrasystolen (Lown IVb) bzw. Kammertachykardie,
- R-auf-T-Phänomen,
- ventrikuläre Extrasystolen bei frischem Myokardinfarkt, bei koronarer Herzerkrankung und bei Herzinsuffizienz.

Symptome einer hämodynamisch kritischen Tachykardie:
- systolischer Blutdruck < 75 mmHg,
- pektanginöse Beschwerden,
- Symptome der Herzinsuffizienz, Lungenödem,
- Bewußtseinsstörungen.

Merke:
Das Ausmaß der hämodynamischen Auswirkungen einer Tachykardie ist abhängig von
- Art der Arrhythmie (z. B. ausgeprägte hämodynamische Beeinträchtigung bei fehlender Vorhofkontraktion),
- Alter und Vorerkrankung des Patienten (ältere bzw. kardial vorerkrankte Patienten tolerieren eine Tachykardie aufgrund eingeschränkter Kompensationsmechanismen oft schlecht),
- ab einer Herzfrequenz von 160 – 180 / min kann es funktionell zu einem Kreislaufstillstand kommen (altersabhängig).

Differentaldiagnostischer Überblick

Die Ermittlung des einer tachykarden Herzrhythmusstörung zugrundeliegenden Pathomechanismus ist mit den präklinisch zur Verfügung stehenden Hilfsmitteln (Monitor, EKG) kaum möglich.

→ therapeutisch von Bedeutung ist jedoch die folgende Differenzierung:

Tachykardie mit normal geformtem QRS-Komplex:
– Sinustachykardie (regelmäßig)
– paroxysmale supraventrikuläre Tachykardie (regelmäßig)
– Vorhofflattern (meist regelmäßig)
– Vorhofflimmern (unregelmäßig)

Tachykardie mit breitem QRS-Komplex:
– ventrikuläre Tachykardie
– supraventrikuläre Tachykardie mit Schenkelblock
– supraventrikuläre Tachykardie bei Präexzitationssyndrom
  (WPW-Tachykardie)

Merke: Tachykardien mit breiten QRS-Komplexen sind fast immer ventrikulären Ursprungs.

Maßnahmen

➤ Monitoring: EKG, kontinuierliche Blutdruckmessung.
➤ Hypovolämie ausschließen (Beine anheben, Schocklagerung).
➤ Sauerstoffgabe 2 – 4 l/min.

Cave: Präklinisch Antiarrhythmika nur bei prognostisch ungünstigen und bei hämodynamisch relevanten tachykarden Rhythmusstörungen anwenden (Alter beachten).

Supraventrikuläre Tachykardien (außer WPW-Tachykardie und supraventrikuläre Tachykardie mit Block)

➤ Vagusstimulation (Karotissinusdruck einseitig, Valsalva-Manöver).
➤ Verapamil (Isoptin®) 5 – 10 mg i. v. (fraktioniert), bei Bedarf Repetition nach 15 min.

Alternativ:
➤ Adenosin 6 mg i. v.; ggf. nach 2 min 8 – 12 mg (Merke: kurze Halbwertszeit, daher Gefahr eines Tachykardierezidivs)
oder
➤ Propafenon (Rytmonorm®) 35 – 70 mg (0,5 – 1 mg/kg), besonders bei vorstehender oraler Therapie mit β-Blockern
oder
➤ Ajmalin (Gilurytmal®) 50 mg langsam i. v.

Bei Vorhofflimmern und WPW-Syndrom:

➤ Ajmalin (Gilurytmal®)

oder

➤ Propafenon (Rytmonorm®).

Bei SVT + Block (Verdacht auf Digitalisintoxikation):

➤ Phenytoin (Phenhydan®) 250 mg i. v. über 15 min (**cave:** Hypotonie).

Cave:
– Kombinationen von Kalziumantagonisten und β-Blockern vermeiden → Gefahr eines höhergradigen AV-Blocks.
– Applikation von Propafenon und Ajmalin unterbrechen, wenn im EKG eine Verbreiterung der QRS-Komplexe sichtbar wird (zu hohe Dosierung).
– Bei Vorhofflimmern und Vorhofflattern und gleichzeitigem Vorliegen eines WPW-Syndroms ist Verapamil kontraindiziert, da AV-Überleitung paradox verbessert und dadurch Kammertachykardien oder Kammerflimmern ausgelöst werden kann.

Ventrikuläre Tachykardie

➤ Lidocain (Xylocain®) 1 – 1,5 mg/kg:
– Bei Bedarf Repetition von 0,5 – 1,0 mg/kg alle 5 – 10 min bis zu einer initialen Gesamtdosis von 3 mg/kg.
– Statt repetitiver Bolusgaben kontinuierliche Infusion mit 2 – 4 mg/min (1000 mg in 500 ml Infusionslösung → 20 – 40 Tropfen/min).

Alternativ:

➤ Propafenon (Rytmonorm®) 35 – 70 mg (0,5 – 1 mg/kg) langsam i. v.

oder

➤ Ajmalin (Gilurytmal®) 50 mg langsam i. v.

Kardioversion

➤ Indikation: nur hämodynamisch relevante und medikamentös nicht therapierbare Formen von Tachyarrhythmien bei Vorhofflimmern, Vorhofflattern und Kammertachykardie.

➤ Technik: Kurznarkose mit Etomidat (Etomidat-Lipuro®), synchronisierte Kardioversion mit 100 – 200 Joule (s. Kapitel Kardioversion).

Zielklinik

Internistische Notfallaufnahme, Transportbegleitung bei Therapienotwendigkeit der Tachykardien.

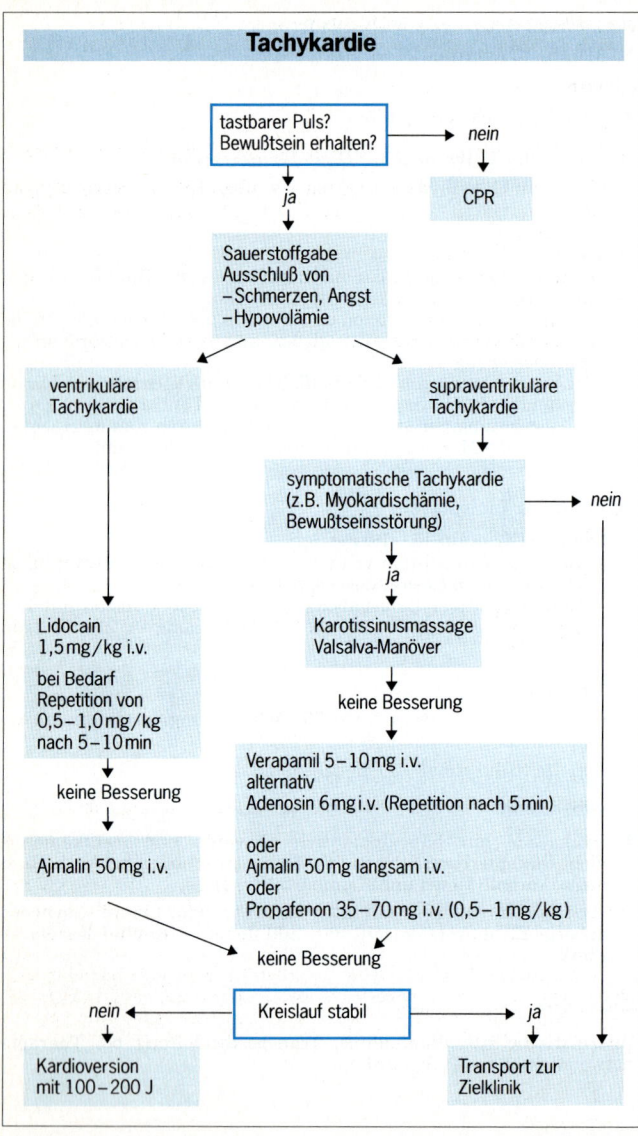

Tachykardie

tastbarer Puls?
Bewußtsein erhalten? → *nein*
↓
ja   CPR

Sauerstoffgabe
Ausschluß von
– Schmerzen, Angst
– Hypovolämie

ventrikuläre
Tachykardie

supraventrikuläre
Tachykardie

symptomatische Tachykardie
(z.B. Myokardischämie,
Bewußtseinsstörung) → *nein*
↓
ja

Lidocain
1,5 mg/kg i.v.

bei Bedarf
Repetition von
0,5 – 1,0 mg/kg
nach 5 – 10 min

Karotissinusmassage
Valsalva-Manöver

keine Besserung

keine Besserung

Verapamil 5 – 10 mg i.v.
alternativ
Adenosin 6 mg i.v. (Repetition nach 5 min)

oder
Ajmalin 50 mg langsam i.v.
oder
Propafenon 35 – 70 mg i.v. (0,5 – 1 mg/kg)

Ajmalin 50 mg i.v.

keine Besserung

Kreislauf stabil
nein ←   → *ja*

Kardioversion
mit 100 – 200 J

Transport zur
Zielklinik

Bradykarde Herzrhythmusstörungen

Anamnese

Ursachen für Bradykardien:
– Kardiale Ursachen: z. B. Myokardinfarkt, Myokarditis, hypersensitiver Karotissinus, Sick-Sinus-Syndrom.
– Elektrolytstörung, Nierenerkrankung, Hyperkaliämie vor Dialyse.
– Intoxikationen bzw. Überdosierung von Medikamenten (z. B. Digitalis, β-Blocker, Antiarrhythmika).
– Hirndrucksteigerung, hoher Querschnitt.

Symptome

Hämodynamisch relevante Bradykardie (Alter beachten) liegt vor bei:
◌ Schwindel,
◌ Übelkeit, Erbrechen,
◌ Bewußtseinsstörung, Synkope,
◌ Hypotonie,
◌ Zeichen der Herzinsuffizienz,
◌ Angina pectoris.

Differentialdiagnostischer Überblick

Bei Synkopen:
– vasovagale Synkope
– "drop attack" (zerebrale Durchblutungsstörungen im Vertebralis- bzw. Basilarisstromgebiet)

Maßnahmen

➤ Monitoring: EKG, kontinuierliche Blutdruckmessung.

Therapie nur bei hämodynamischer Relevanz:

➤ Atropin 0,5–1 mg i. v., bei Bedarf Repetition von 1 mg nach 5 min.

➤ Bei Unwirksamkeit von Atropin: transkutaner, temporärer Herzschrittmacher.

➤ Falls kein Herzschrittmacher verfügbar: Isoprenalin (Aludrin®) *titrierend* applizieren (500 µg in 10 ml NaCl 0,9 % → repetitive Bolusgaben von 0,5 ml i.v.)

Cave: Durch verlängerte Kreislaufzeiten bei Bradykardie verzögerter Wirkungseintritt der Pharmaka → Gefahr der Überdosierung von Isoprenalin (Aludrin®) → Arrhythmien bis hin zum Kammerflimmern möglich!

Zielklinik

Internistische Notfallaufnahme, Transportbegleitung.

Bemerkungen

Handhabung des *transkutanen, temporären Schrittmachers (SM):*

➤ Stimulation über zwei gegenüberliegende, großflächige Klebeelektroden (negative Elektrode präkordial, positive links paravertebral unterhalb des Schulterblattes).

➤ SM-Frequenz auf 80 / min einstellen.

➤ Stromstärke so lange steigern, bis SM-Potentiale beantwortet werden (Pulskontrolle!).

➤ Endgültige Stromstärke: Reizschwelle plus 10 – 20 % (bei Bedarf Sedierung mit Diazepam [Valium®] 5 – 10 mg).

Merke: Beurteilung der SM-Effektivität durch EKG- und Pulskontrolle (Pulsoximeter zur Erfolgskontrolle).

Extrasystolie

Anamnese

Ursachen für Extrasystolien:
- Kardiale Ursachen: z. B. Myokardinfarkt, KHK, Herzinsuffizienz, kardiogener Schock, Lungenembolie.
- Intoxikation bzw. Überdosierung von Medikamenten (z. B. Digitalis, trizyklische Antidepressiva).
- Traumatische Ursachen: z. B. SHT, Contusio cordis, Spannungspneumothorax, Stromunfall.
- Elektrolytstörung, Nierenerkrankung.

Symptome

- ➮ Puls („Herzstolpern")
- ➮ EKG-Befund

Maßnahmen

- ➤ Monitoring: EKG, kontinuierliche Blutdruckmessung.

Supraventrikuläre Extrasystolie

Therapie nur bei *Extrasystolie* als Ursache von:
- ➮ systolischem Blutdruck < 80 mmHg,
- ➮ myokardialen Ischämiezeichen,
- ➮ Zeichen einer Herzinsuffizienz.

- ➤ Propafenon (Rytmonorm®) 35 – 70 mg (0,5 – 1 mg/kg) i. v.

  Alternativ:
- ➤ Verapamil (Isoptin®) 2,5 – 5 mg i. v; bei Bedarf Repetition von 5 mg nach 15 – 30 min.

Ventrikuläre Extrasystolie

Therapie bei:
- ➮ Extrasystolie in Zusammenhang mit akuter kardialer Ischämie,
- ➮ Couplets, Salven,
- ➮ R-auf-T-Phänomen,
- ➮ Häufigkeit > 6/min.

- ➤ Lidocain (Xylocain®) 1 – 1,5 mg/kg i. v.
  - Bei Bedarf Repetition von 0,5 – 1,0 mg/kg alle 5 – 10 min bis zu einer initialen Gesamtdosis von 3 mg/kg.
  - Statt repetitiven Bolusgaben auch kontinuierliche Infusion mit 2 – 4 mg/min möglich (1000 mg in 500 ml Infusionslösung → 20 – 40 Tr./min).

Alternativ:

➤ Propafenon (Rytmonorm®) 35 – 70 mg i. v. (0,5 – 1 mg / kg)
oder
➤ Ajmalin (Gilurytmal®) 25 – 50 mg langsam i. v.

Zielklinik

Internistische Notfallaufnahme (Kardiologie), Transportbegleitung
bei Therapienotwendigkeit von Extrasystolen.

Cave:
– Keine Antiarrhythmika bei Ersatzextrasystolen im Rahmen eines
  Blocks oder einer Bradykardie < 60 min, vor der Therapie von
  Extrasystolen immer eine Bradykardie beseitigen
– Applikation von Propafenon (Rytmonorm®) und Ajmalin (Gilu-
  rytmal®) unterbrechen, wenn im EKG eine Verbreiterung der
  QRS-Komplexe sichtbar wird (zu hohe Dosierung).

Der Schrittmacherpatient (Schrittmacherfehlfunktion)

Anamnese

- Schrittmacherausweis, (Zeitpunkt der Implantation, Typ, Stimulationsmodus, eingestellte Frequenz).
- Schrittmacherindikation.
- Frühere Schrittmacherkomplikationen.
- *Ursachen* für eine Schrittmacherfehlfunktion:
  - Batterieerschöpfung: Stimulationsfrequenz geringer als programmierte Frequenz (mehr als 10 %), keine Schrittmacherpotentiale, ineffektive Stimulation.
  - Elektrodenbruch oder -dislokation: intermittierender Stimulationsausfall, ineffektive Stimulation, Sensing-Ausfall → Parasystolie, u. U. R-auf-T-Phänomen (Eigenaktionen des Myokards können Schrittmacher nicht mehr inhibieren), Muskelkontraktionen in der Schrittmacherloge, schrittmacherinduzierte Zwerchfellkontraktionen.

Symptome

- Bradykardie, Bradyarrhythmie,
- Synkope,
- EKG:
  - Keine Schrittmacherpotentiale.
  - Schrittmacherpotential wird nicht mit einer Herzaktion beantwortet.
  - Schrittmacherpotential wird nur intermittierend mit Herzaktion beantwortet.
  - Parasystolie, u. U. R-auf-T-Phänomen (Sensing-Defekt).

Differentialdiagnostischer Überblick

> Bei Synkopen:
> - vasovagale Synkope
> - "drop attack" (zerebrale Durchblutungsstörungen im Vertebralis- bzw. im Basilarisstromgebiet)

Maßnahmen

- Monitoring: EKG, kontinuierliche Blutdruckmessung.

Bei Schrittmacherfehlfunktion und hämodynamisch relevanter Bradykardie (systolischer Blutdruck < 80 mmHg, Bewußtseinsstörung, myokardiale Ischämiezeichen):

- Atropin 0,5 – 1 mg i. v., bei Bedarf Repetition von 1 mg nach 5 min.
- bei Unwirksamkeit von Atropin: transkutaner, temporärer Herzschrittmacher.

➤ Falls kein Herzschrittmacher verfügbar: Isoprenalin (Aludrin®) *titrierend* i. v. applizieren (500 µg in 10 ml NaCl 0,9 % → repetitive Bolusgaben von 0,5 ml i.v.)

> **Cave:** Durch verlängerte Kreislaufzeiten bei Bradykardie verzögerter Wirkungseintritt der Pharmaka → Gefahr der Überdosierung von Isoprenalin → Arrhythmien bis hin zum Kammerflimmern möglich!

Bei Tachykardie durch Schrittmacher-Fehlfunktion:

➤ Präklinisch keine Therapie möglich.

Schrittmacher-Identifikationskode

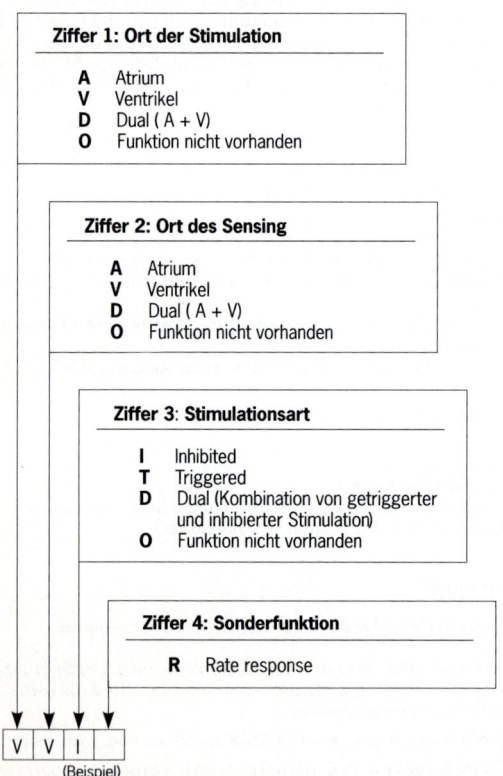

Ziffer 1: Ort der Stimulation

A Atrium
V Ventrikel
D Dual (A + V)
O Funktion nicht vorhanden

Ziffer 2: Ort des Sensing

A Atrium
V Ventrikel
D Dual (A + V)
O Funktion nicht vorhanden

Ziffer 3: Stimulationsart

I Inhibited
T Triggered
D Dual (Kombination von getriggerter und inhibierter Stimulation)
O Funktion nicht vorhanden

Ziffer 4: Sonderfunktion

R Rate response

| V | V | I | |

(Beispiel)

Zielklinik

Internistische (kardiologische) Notfallaufnahme (Möglichkeit, transthorakales Pacing fortzuführen, Gerätekompatibilität!), Transportbegleitung.

Besonderheiten

– Bei Defibrillation bzw. Kardioversion Defibrillationselektroden mindestens 10 cm vom Schrittmacheraggregat entfernt plazieren.
– Fehlerhafter Schrittmacher kann selbst Arrhythmien induzieren, z. B. Kammertachykardie, Kammerflimmern.

Anaphylaktischer Schock

Anamnese

Allergieanamnese, Medikation.
Ursachen (Antigenkontakt):
– Medikamente (Antibiotika, Lokalanästhetika, Acetylsalicylsäure, Dextran, jodhaltige Kontrastmittel).
– Seren, Impfstoffe, Desensibilisierung (Dermatologie), Insektengifte.

Symptome

Leichte Form:
↪ Pruritus, Urtikaria, Schwindel, Kopfschmerz.

Mittelschwere Form (zusätzlich):
↪ Schleimhautödem,
↪ Tachykardie, Hypotonie.

Schwere Form (zusätzlich):
↪ Luftnot (Larynxödem, Bronchospasmus),
↪ Schock, Bewußtseinsverlust,
↪ Herz-Kreislauf-Stillstand.

> **Merke:** Bei akuten Hypotonien mit Tachykardien immer an Anaphylaxie denken. Rasch progrediente Symptomatik möglich, daher immer Krankenhauseinweisung.

Differentialdiagnostischer Überblick

– Andere Schockformen wie hämorrhagischer, kardiogener, neurogener und septischer Schock
– Asthma bronchiale
– Lungenödem

Maßnahmen

➤ Monitoring: EKG, kontinuierliche Blutdruckmessung.
➤ Periphervenöser Zugang (auch bei leichter Form).

Leichte Form:
➤ Clemastin (Tavegil®) 2–4 mg i. v.

Mittelschwere Form:
➤ Clemastin 2–4 mg i. v.
➤ Prednisolon (Solu-Decortin®) 250–500 mg i. v.

Schwere Form:

➤ Sicherung der Atemwege, Sauerstoffgabe, Intubation, bei massiver laryngealer Schwellung → Koniotomie (Mini–Trach II Set).

➤ Volumenzufuhr (1000 – 2000 ml kristalloide Lösung).

➤ Adrenalin *titrierend* i. v. applizieren (1 mg in 10 ml NaCl 0,9 % → repetitive Bolusgaben von 0,5 ml).

➤ Prednisolon (Solu-Decortin H®) 1000 mg i. v.

➤ Kardiopulmonale Reanimation.

Zielklinik

Internistische Notfallaufnahme, Transportbegleitung.

Respiratorische Notfälle

Hyperventilationssyndrom

Symptome

- ⮑ Erregungszustand, Angst,
- ⮑ hohe Atemfrequenz, subjektiv Atemnot,
- ⮑ Parästhesien,
- ⮑ Karpopedalspasmen, Pfötchenstellung, Karpfenmaul,
- ⮑ Bewußtseinsstörung.

Differentialdiagnostischer Überblick

– Krampfanfall
– Intoxikation
– Eklampsie
– Akute Atemnot sonstiger Genese (z. B. Asthma bronchiale,
  Lungenödem, Lungenembolie)
– Tollwut, Tetanus u. a.
– Tetanie bei Hypoparathyreoidismus (selten)

Maßnahmen

- ➤ Beruhigung des Patienten.
- ➤ CO_2-Rückatmung (Plastikbeutel vor Mund und Nase).
- ➤ Diazepam (Valium®) 5 – 10 mg i. v.

Zielklinik

– Bei Therapieerfolg und Betreuung durch Dritte und den Hausarzt
  Klinikeinweisung entbehrlich.
– Nach Gabe von Diazepam in der Regel Klinikeinweisung.

Besonderheiten

Hyperventilation führt durch respiratorische Alkalose zur Steigerung
der neuromuskulären Erregbarkeit (Tetaniesyndrom).

Cave: Calcium niemals als Therapeutikum der ersten Wahl einset-
zen! Calcium allein bringt keine therapeutischen Erfolge. Nach
Durchbrechen der Hyperventilation Calcium einsetzen, wenn die
Tetaniesymptomatik fortbesteht.

Asthma bronchiale

Anamnese

– Vorerkrankungen (Asthma bronchiale, chronisch obstruktive Lungenerkrankung, exogen allergisches Asthma).
– Medikation, aktuelle Eigenmedikation (bes. Bronchodilatatoren).
– *Auslöser:* allergische Ätiologie, Infekte, Medikamente (z. B. ASS, β-Blocker), chemisch-physikalische Atemwegsreizung (z. B. Rauch, Nebel, Kälte), körperliche Belastung, emotionale Faktoren.

Symptome

▻ Anfallsweise auftretende Atemnot.
▻ Exspiratorischer Stridor, verlängertes Exspirium, Zyanose, Nasenflügelatmung, Einsatz der „Lippenbremse", evtl. Einziehung im Jugulum oder interkostal.
▻ Aufstützen der Arme und Einsatz der Atemhilfsmuskulatur.
▻ Auskultatorisch Giemen, vermindertes bis fehlendes Atemgeräusch, unproduktiver Husten.
▻ Gestaute Halsvenen (Rechtsherzbelastung).
▻ Ängstlicher, agitierter Patient.

Differentialdiagnostischer Überblick

– akute Herzinsuffizienz, Lungenödem (Asthma cardiale)
– Lungenembolie
– Fremdkörperaspiration, obere Atemwegsstenose → inspiratorischer Stridor
– Pneumothorax
– Hyperventilisationssyndrom

Maßnahmen

➤ Monitoring: EKG, kontinuierliche Blutdruckmessung, Pulsoximetrie.
➤ Sitzende Lagerung und Aufstützen der Arme ermöglichen; Beruhigung des Patienten.
➤ Sauerstoffgabe 2 l/min (**cave:** Hypoxämie stellt u. U. den einzigen Atemantrieb dar) → Beatmungsbereitschaft sicherstellen.
➤ Prednisolon (Solu-Decortin H®) 250 mg i. v.
➤ $β_2$-Sympathomimetika:
  – Fenoterol-(Berotec®-)Spray 2 Hübe (**cave:** meist schon vom Patienten selbst genommen).
  – Reproterol (Bronchospasmin®) 0,09 mg langsam i. v. bei schwerem Verlauf (**cave:** Tachykardie → EKG-Kontrolle).

➤ Theophyllin (Euphyllin®) 240 mg i. v. (langsam injizieren) und 240 mg in die laufende Infusion, sofern keine Theophyllin-Dauertherapie besteht.

➤ Infusion von kristalloiden Lösungen.

➤ Ggf. vorsichtige Sedierung (Promethazin [Atosil®], Diazepam [Valium®]).

Bei therapieresistentem Status asthmaticus:

➤ Ketamin (Ketanest®) 1 – 2 mg / kg i. v.

➤ Intubation, Beatmung und evtl. Relaxation als Ultima ratio.

➤ Ggf. zusätzlich Adrenalin (Suprarenin®) 1 – 2 g / min (1 mg in 500 ml Infusionslösung → 10 – 20 Tr. / min).

Zielklinik

Internistische Notfallaufnahme (Intensivstation); Transportbegleitung, ggf. abrufbar; bei leichtem Asthmaanfall, gut therapiertem Patienten und Betreuung durch Dritte und den Hausarzt Klinikeinweisung entbehrlich.

Cave:
– Atemdepression durch Sauerstoffgabe möglich; daher Sauerstoffzufuhr bei spontan atmenden Patienten auf 2 l / min begrenzen.
– Theophyllin (Euphyllin®) und Reproterol (Bronchospasmin®) nie als Bolus applizieren → Gefahr von Tachykardien und Kammerflimmern.
– Theophyllin besitzt eine enge therapeutische Breite. Patienten unter Dauertherapie mit Theophyllin haben oft schon Plasmaspiegel im therapeutischen Bereich, so daß weitere Theophyllingaben schnell toxische Spiegel induzieren können; besonders bei gleichzeitig bestehender Hypoxämie und Applikation von β_2-Sympathomimetika → Gefahr von Kammertachykardie und Kammerflimmern → bei diesen Patienten auf Theophyllin verzichten.

Asthmaanfall

- sitzende Lagerung
- Sauerstoffzufuhr 2 l/min
- vorsichtige Sedierung
  (z.B. 12,5–25 mg Promethazin)
- β_2-Sympathomimetika (Spray)
- Corticosteroide
  (z.B. Prednisolon 250 mg)
- Theophyllin 240 mg als Bolus i.v.
  (bei Patienten ohne Vorbehandlung)

↓

keine Besserung

↓

β_2-Sympathomimetika i.v.
(z.B. Reproterol 50–90 μg
langsam i.v.; EKG-Kontrolle!)

↓

keine Besserung

↓

Ketamin 1–2 mg/kg i.v.
(Beatmungsbereitschaft)

↓

keine Besserung

↓

Intubation, Beatmung
ggf. Muskelrelaxation
ggf. zusätzlich Adrenalininfusion 1–2 μg/min

Lungenembolie

Anamnese

– Vorangegangene tiefe Beinvenenthrombose.
– Postoperative Phase, Bettlägerigkeit, Adipositas, Varikosis, Exsikkose, Schwangerschaft, Geburt, Antikonzeptiva, Rauchen.

Symptome

Leichte Form:
↪ Dyspnoe, Tachypnoe (Leitsymptom),
↪ Husten, Hämoptoe,
↪ ängstlicher Patient,
↪ Thoraxschmerz,
↪ Tachykardie.

Ausgeprägte Form (zusätzlich):
↪ zyanotischer, kaltschweißiger Patient,
↪ Orthopnoe,
↪ gestaute Halsvenen (Rechtsherzbelastung), Schock,
↪ Synkope,
↪ EKG: S_I–Q_{III}-Typ, Rechtsdrehung der Herzachse.
↪ Pathologischer Extremitätenbefund (Schwellung, Hautfarbe, Schmerz) kann hinweisend sein.

Differentialdiagnostischer Überblick

– Myokardinfarkt
– Kardiogener Schock
– (Spontan-)Pneumothorax
– Disseziierendes Aortenaneurysma

Maßnahmen

➤ Monitoring: EKG, kontinuierliche Blutdruckmessung, Pulsoximetrie.
➤ Oberkörper hochlagern.
➤ Sauerstoffgabe.
➤ Morphin 5 – 10 mg i. v.

Bei guten Kreislaufverhältnissen (RR syst. > 120):
➤ Nitroglycerin-Spray initial 0,8 mg (2 Hübe), Repetition von 0,4 mg alle 3 – 5 min (**cave:** Hypotonie).

Bei kardiogenem Schock:
➤ Dopamin 400 – 1200 µg / min i. v. (200 mg in 500 ml Infusionslösung → 20 – 40 – 60 Tr. / min).

➤ Ggf. zusätzlich Adrenalin 2 – 6 µg/min i. v. (1 mg in 500 ml Infusionslösung → 20 – 40 – 60 Tr./min).

➤ Intubation, Beatmung mit 100 % Sauerstoff.

➤ Kardiopulmonale Reanimation.

> **Cave:** Aufgrund des Blutungsrisikos bei thrombolytischer Therapie präklinisch keine Punktion der V. subclavia oder der V. jugularis interna und keine i. m. Injektion.

Zielklinik

– Internistische Notfallaufnahme → Intensivstation, Transportbegleitung.
– Bei eindeutigem und massivem Befund → kardiochirurgisches Zentrum mit Voranmeldung (Embolektomie unter extrakorporaler Zirkulation), ggf. Transport unter CPR.

Fremdkörperaspiration

Anamnese

Betrifft meist Säuglinge, Kleinkinder, alte und alkoholisierte Patienten.
Oft bedingt durch Beeinträchtigung der Schutzreflexe (Bewußtseinsstörung, Funktionsstörung des Hirnstammes).

Symptome

- Husten (plötzlich auftretend), Würgen,
- Luftnot,
- Zyanose,
- Stridor, Giemen,
- abgeschwächtes Atemgeräusch des betroffenen Lungenabschnittes,
- hypoxischer Herz-Kreislauf-Stillstand nach Bolusverlegung der oberen Atemwege.

Differentialdiagnostischer Überblick

– Asthma bronchiale

Im Kindesalter
– Pseudokrupp
– Epiglottitis

Maßnahmen

- Monitoring: EKG, kontinuierliche Blutdruckmessung, Pulsoximetrie.
- Sauerstoffgabe.
- Ggf. vorsichtige Sedierung.
- Bei kompensierter respiratorischer Funktion → Transportbegleitung.

Nur bei hochgradiger Luftnot und wachem Patienten:
- Oberkörpertieflagerung und Schläge auf den Rücken zur Mobilisierung des Fremdkörpers.

Nur bei hochgradiger Luftnot und hochsitzendem Fremdkörper (zusätzlich Schluckstörung, Hypersalivation):
- Oberkörper hochlagern.
- Sauerstoffgabe (präoxygenieren).
- Kurznarkose.
- Laryngoskopie und Entfernung des Fremdkörpers.

➤ Ggf. Intubation.

➤ Ultima ratio: Koniotomie (Mini-Trach II Set).

Zielklinik

Bevorzugt HNO- oder Kinderklinik (Voranmeldung), Transportbegleitung.

Cave:
- Spontanatmung solange wie möglich erhalten.
- Beatmung → Ventilmechanismus durch Fremdkörper und Spannungspneumothorax möglich.
- Nur bei vitaler Gefährdung invasive Maßnahmen im RTW, ansonsten nur Transportbegleitung.
- Ultima ratio bei hochsitzendem Fremdkörper und drohender Asphyxie: Koniotomie (z. B. Mini-Trach II Set).

Spontanpneumothorax

Anamnese

Vorbestehendes Lungenemphysem und Emphysembullae, Husten oder heftige körperliche Anstrengung sowie Disposition (junge Patienten).

Symptome

- Ängstlicher, agitierter Patient.
- Dyspnoe, Tachypnoe, atemabhängige Schmerzen.
- Einseitig verminderte Thoraxexkursion, einseitig abgeschwächtes oder fehlendes Atemgeräusch.
- Tachykardie.

Spannungspneumothorax (zusätzlich)
- Zyanose,
- Einflußstauung,
- Schock, im Spätstadium Bradykardie und Herz-Kreislauf-Stillstand.

Differentialdiagnostischer Überblick

- Myokardinfarkt
- Lungenembolie
- Pneumonie (Pleuritis)
- Herzbeuteltamponade

Maßnahmen

➤ Monitoring: EKG, kontinuierliche Blutdruckmessung, Pulsoximetrie.

Ohne respiratorische Insuffizienz:

➤ Oberkörper hochlagern.

➤ Sauerstoffgabe i. v.

➤ Morphin 5 – 10 mg i. v. bei schmerzbedingter Schonatmung.

Bei ausgeprägter respiratorischer Insuffizienz:

➤ Indikation zur Intubation streng stellen.

➤ Nach Intubation und Beatmung primäre Entlastung durch mehrere großlumige Punktionskanülen oberhalb der 3. Rippe in der Medioklavikularlinie (vorzugsweise 8 cm lange Kunststoffkanüle eines Subklaviapunktionsbestecks verwenden); bei unzureichender Wirkung Monaldi-Drainage.

Zielklinik

Internistische oder chirurgische Notfallaufnahme.

Besonderheiten

– Perkussions- und Auskultationsbefunde im Rahmen einer geräuscherfüllten Notfallsituation schwierig zu erheben.
– Ein unkomplizierter Pneumothorax kann meist durch Hyperventilation kompensiert werden.

Cave:
– Beim intubierten Patienten einseitige Intubation ausschließen.
– Bei differentialdiagnostischen Schwierigkeiten und Entschluß zur Intubation (respiratorische Insuffizienz) besteht bei Überdruckbeatmung die Gefahr des Spannungspneumothorax (Zunahme der Symptome, Schock, Herzrhythmusstörungen).

Pneumonie

Anamnese

- Vorerkrankungen (Immundefekte, HIV-Infektion!).
- Schleichender Beginn der Symptomatik.
- Patient oft in reduziertem Allgemeinzustand (Bettlägerigkeit).
- Postoperativ auch an eine Aspirationspneumonie denken.

Symptome

- Fieber,
- Dyspnoe, Tachypnoe, „Nasenflügeln",
- Husten,
- thorakale, atemabhängige Schmerzen (Pleuritis).
- Pathologischer Auskultationsbefund (feinblasige Rasselgeräusche, verschärftes Atemgeräusch).
- Oberbauchbeschwerden.

Differentialdiagnostischer Überblick

- Lungenödem
- Myokardinfarkt
- Lungenembolie
- Pneumothorax
- Akutes Abdomen

Maßnahmen

➤ Monitoring: EKG, kontinuierliche Blutdruckmessung, Pulsoximetrie.
➤ Oberkörper hochlagern.
➤ Sauerstoffgabe.
➤ Volumenzufuhr.

Zielklinik

Internistische Notfallaufnahme.

Neurologische Notfälle

Synkope

Anamnese

Fragen zur Bewußtseinsstörung:
– Dauer, Verlauf, Krämpfe, Erbrechen, erstmaliges Ereignis, voraus-
  gegangenes Unfallereignis, Anhalt für Intoxikation.
Ursachen für eine Synkope:
– Vasovagale Synkope (häufigste Form, meist jüngere Patienten,
  Aufregung und Streß als Auslöser).
– Herzrhytmusstörungen (AV-Block III°, Sick-sinus-Syndrom,
  Schrittmacherfehlfunktion).
– Transitorisch ischämische Attacke, Apoplex, Subclavian-steal-Syn-
  drom.
– Krampfanfall.
– Hypoglykämie.

Symptome

⮑ Kurzzeitiger Bewußtseinsverlust,
⮑ Schwindel, „Schwarzwerden" vor Augen,
⮑ Kaltschweißigkeit, Blässe,
⮑ Herzrhythmusstörungen (Bradyarrhythmie, Tachyarrhythmie).

Differentialdiagnostischer Überblick

– Psychogene Synkope
– Hyperventilation
– Drop attack
– Narkolepsie

Maßnahmen

➤ Monitoring: EKG, kontinuierliche Blutdruckmessung, Pulsoximetrie.
➤ Sicherung der Vitalfunktionen: Freimachen der Atemwege, Kreis-
  laufstabilisierung, stabile Seitenlagerung, Volumentherapie.
➤ Blutzuckermessung.
Spezifische Therapie s. unter Herzrhythmusstörungen, Hypoglyk-
ämie, Apoplex und Krampfanfall.
Bei vasovagaler Synkope:
➤ Flachlagerung.
➤ Volumenzufuhr.
➤ Atropin 0,5 – 1,0 mg i. v.

Zielklinik

Internistische Notfallaufnahme.

Krampfanfall

Anamnese

– Bekanntes Krampfleiden (Medikation) oder erster Krampfanfall?
– Zeugen des Krampfanfalles.
– Auslösende Faktoren (z. B. Alkohol, Hypoglykämie, Intoxikation, Trauma, Infektion).

Ursachen des Krampfanfalles

	Kindesalter	10–30 Jahre	30–60 Jahre	> 60 Jahre
Epilepsie	●	●	●	
Fieberkrampf	●			
Alkoholabusus		●	●	●
SHT	●	●	●	●
zerebrovaskuläre Erkrankungen				●
ZNS-Tumoren			●	
Hirnmetastasen				●
Zerebrales a. v.-Angiom			●	
ZNS-Infektion	●	●	●	

Symptome

Krampfanfall
▷ Tonisch-klonischer Krampf (generalisiert, fokal, atonisch),
▷ Zungenbiß,
▷ Einnässen,
▷ Schaum vor dem Mund.

Postiktale Phase (nach dem Anfall häufigstes präklinisches Symptom des Krampfanfalls)
▷ Desorientiertheit, Agitiertheit,
▷ Schlaf, Bewußtseinsstörung.

Status epilepticus
▷ Persistierender Krampf oder mehrere Krampfanfälle ohne Wiedererlangung des Bewußtseins zwischen den Anfällen.

Merke: Postiktale Phase evtl. nicht von anderer Ursache einer Bewußtlosigkeit zu trennen, insbesondere wenn Alkohol- und/oder Tablettenmißbrauch vorliegt.

Differentialdiagnostischer Überblick

– Hyperventilationstetanie
– Psychogene Anfälle (Ausschlußdiagnose)
– Hypokalzämische Tetanie

Cave: Bei Krampfanfällen immer an Hypoglykämie denken (BZ-Test obligat).

Maßnahmen

Postiktaler Zustand

➤ Ggf. Diazepam (Valium®) 5 mg i. v.
➤ Transportbegleitung, ggf. abrufbar.

Bei noch andauerndem Krampfanfall

➤ Eigen- und Patientenschutz vor Verletzungen, Beißkeil.
➤ Diazepam i. v., bei Kindern rektale Applikation (Rektiole), bei Bedarf nach 5 – 10 min wiederholen.
  Dosis:
  – Erwachsene 5 – 10 – 20 mg,
  – Schulkinder 10 – 15 mg,
  – Kleinkinder 5 – 10 mg,
  – Säuglinge 5 mg.

Status epilepticus

➤ Sauerstoffgabe.
➤ Thiopental (Trapanal®) *titrierend* i. v. applizieren (Beatmungs- bzw. Intubationsbereitschaft).

Cave:
– Venenpunktion beim krampfenden Patienten mit der Gefahr der paravenösen Thiopentalgabe.
– Bei Status epilepticus und schwieriger Venenpunktion:
  5 – 7 mg / kg Ketamin (Ketanest®) i. m. als Ultima ratio.

Zielklinik

– *Erster Krampfanfall:* Neurologische Notfallaufnahme.

– *Bekanntes Krampfleiden:* internistische oder neurologische Notfallaufnahme.
  Bei gut therapierten Patienten und Betreuung durch Dritte und durch den Hausarzt Klinikeinweisung entbehrlich.

– *Kinder:* Kinderklinik oder neurologische Notfallaufnahme.

Merke:
– Status epilepticus in ca. 60 % der Fälle aufgrund einer sympto-
matischen Epilepsie (z. B. Tumoren).
– Vitale Gefährdung im Status epilepticus durch Hirnödem, daher
Krampf unbedingt durchbrechen.

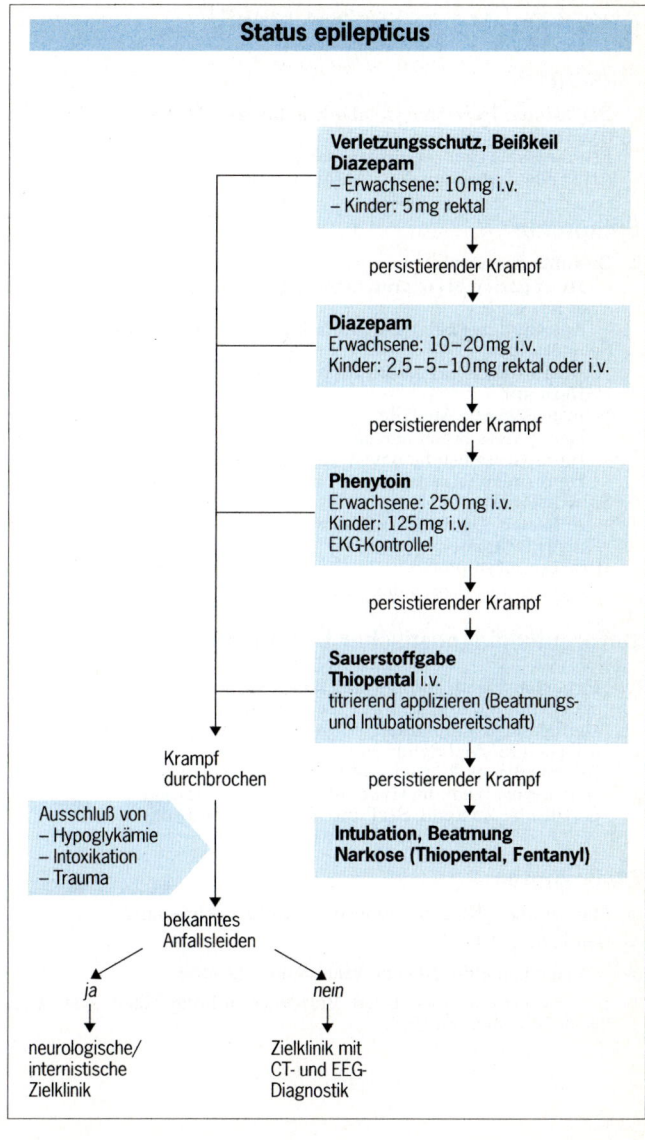

Status epilepticus

Verletzungsschutz, Beißkeil
Diazepam
– Erwachsene: 10 mg i.v.
– Kinder: 5 mg rektal

↓

persistierender Krampf

↓

Diazepam
Erwachsene: 10–20 mg i.v.
Kinder: 2,5–5–10 mg rektal oder i.v.

persistierender Krampf

↓

Phenytoin
Erwachsene: 250 mg i.v.
Kinder: 125 mg i.v.
EKG-Kontrolle!

↓

persistierender Krampf

↓

Sauerstoffgabe
Thiopental i.v.
titrierend applizieren (Beatmungs-
und Intubationsbereitschaft)

Krampf
durchbrochen

persistierender Krampf

↓

Ausschluß von
– Hypoglykämie
– Intoxikation
– Trauma

Intubation, Beatmung
Narkose (Thiopental, Fentanyl)

↓

bekanntes
Anfallsleiden

ja → neurologische/
internistische
Zielklinik

nein → Zielklinik mit
CT- und EEG-
Diagnostik

Apoplex (ischämischer Insult)

Anamnese

- *Disposition:* Herz- und Gefäßerkrankungen, Diabetes mellitus, Antikonzeptiva, Nikotinabusus.
- Frühere Episoden zerebraler Ischämie.
- Arterielle Emboliequellen (kardiale Vitien, Vorhofflimmern).

Symptome

- ↪ Bewußtseinsstörungen
  - Meist gering bei supratentoriellen Ischämien (A. cerebri med. et ant.).
  - Ausgeprägter bei infratentoriellen Ischämien (A. basilaris).
- ↪ Sehstörungen:
  - Amaurosis fugax, Dévitation conjuguée (Patient schaut seinen Herd an).
- ↪ Sensomotorische Ausfälle:
  - Hemiparese brachiofazial (A. cerebri med.),
  - Hemiparese beinbetont (A. cerebri ant.),
  - Hemi- oder Tetraparese (A. basilaris).
- ↪ Sprachstörungen:
  - Aphasien, Dysarthrien (A. cerebri med., besonders bei linkshirniger Ischämie).
- ↪ Hirnstammsymptome:
  - Nystagmus, Schwindel, Schluckstörungen.

Differentialdiagnostischer Überblick

- Hypertensive Massenblutung (ausgeprägtere Bewußtseinstrübung, Kopfschmerz, Erbrechen, Nackensteifigkeit, Krampfanfall, ausgeprägtere Herdsymptome)
- Subclavian-steal-Syndrom
- Alle möglichen Formen von Bewußtseinsstörungen (z. B. Hypoglykämie, Hyperglykämie, Intoxikation, postiktaler Zustand, SHT, intrakranielle Blutung)

Maßnahmen

- ➤ Monitoring: EKG, kontinuierliche Blutdruckmessung.
- ➤ Sauerstoffgabe.
- ➤ Infusion von 500–1000 ml kristalloider Lösung.
- ➤ Bei Hypertonie vorsichtige Blutdrucksenkung (Ziel: syst. Blutdruck 140–160 mmHg).

> **Merke:**
> – Abrupte Blutdrucksenkung vermeiden.
> – Stets Blutzucker messen.

Zielklinik

– Unkomplizierter Apoplex: internistische Notfallaufnahme.
– Bei ausgeprägten Bewußtseinsstörungen: neurologische oder neurochirurgische Notfallaufnahme (CT-Diagnostik).
– Transportbegleitung.

Besonderheiten

TIA: Symptome reversibel innerhalb 24 Std.
PRIND: Symptome innerhalb einer Woche reversibel.
Apoplex: irreversibles neurologisches Defizit.

Koma

Anamnese

Fragen zur Bewußtseinsstörung: Dauer, Verlauf, Krämpfe, Erbrechen, erstmaliges Ereignis, vorausgegangenes Unfallereignis, Anhalt für Intoxikation.

Ursachen des Komas:
- Hypoxie (schwerer Schock, Herzrhythmusstörung).
- Krampfanfall.
- Intoxikation (z. B. Alkohol, Pharmaka, Drogen, Insektizide, Rauchgas).
- Zerebrale Ursachen (z. B. SHT, intrakranielle Blutung, Apoplex, Meningoenzephalitis, Hirntumor).
- Metabolische Ursachen (z. B. Hypoglykämie, Hyperglykämie, Urämie, Coma hepaticum, Thyreotoxikose, Elektrolytstörungen).

Symptome

➪ Bewußtseinsverlust (Beurteilung der Bewußtseinslage mittels **Glasgow-Koma-Skala**):

Augenöffnen		beste verbale Antwort		beste motorische Antwort	
spontan	4	orientiert	5	befolgt Aufforderung	6
auf Anruf	3	verwirrt	4	gezielte Schmerzabwehr	5
auf Schmerz	2	einzelne Wörter	3	ungezielte Schmerzabwehr	4
nicht	1	unverständliche Laute	2	Beugesynergie	3
		keine	1	Strecksynergie	2
				keine	1

➪ Atmung: Verlegung der Atemwege, Kußmaul-Atmung, Cheyne-Stokes-Atmung.
➪ Kreislauf: Herzrhythmusstörung, Schock, hypertensive Krise.
➪ Neurologie: Halbseitensymptomatik, Reflexdifferenz, seitendifferenzierter Muskeltonus, Babinski-Zeichen, Meningismus.
➪ Pupillen: Pupillenweite und -reaktion, Seitendifferenz.
➪ Foetor: alkoholisch, urämisch, aromatisch (Kohlenwasserstoffe), Aceton, Knoblauch (E 605).
➪ Hautkolorit: Zyanose, Blässe (Hämorrhagie), Café-au-lait (Urämie), Ikterus, hellrote Haut (CO).
➪ Verletzung: Kopfverletzung, Zungenbiß.

Differentialdiagnostischer Überblick

- Psychose (Ausschlußdiagnose, oft demonstrative Theatralik im Beisein Angehöriger)

Maßnahmen

➤ Monitoring: EKG, kontinuierliche Blutdruckmessung.

➤ Sicherung der Vitalfunktionen (Freimachen der Atemwege, Stabilisierung des Kreislaufs).

Nach Ausschluß einer Hypoglykämie:

➤ Intubation bei erlöschenden Schutzreflexen (Aspirationsgefahr), Beatmung mit 100 % Sauerstoff, Hyperventilation.

Zielklinik

Internistische oder neurologische Notfallaufnahme → Intensivstation, Transportbegleitung obligat.

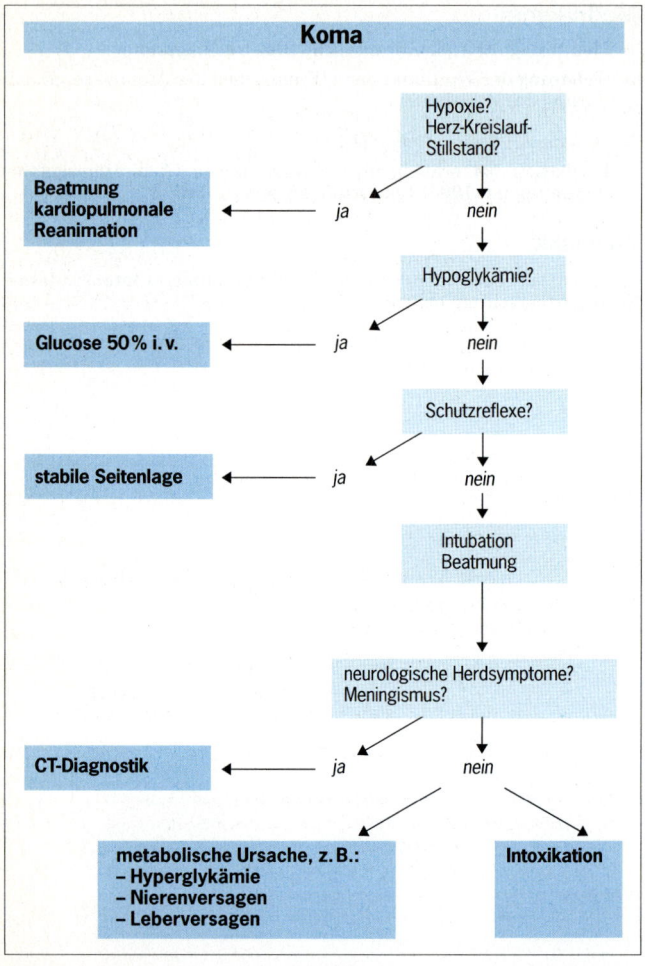

Koma

Hypoxie?
Herz-Kreislauf-Stillstand?

Beatmung kardiopulmonale Reanimation ← *ja* ← *nein*

Hypoglykämie?

Glucose 50% i.v. ← *ja* ← *nein*

Schutzreflexe?

stabile Seitenlage ← *ja* ← *nein*

Intubation Beatmung

neurologische Herdsymptome? Meningismus?

CT-Diagnostik ← *ja* ← *nein*

metabolische Ursache, z.B.:
– Hyperglykämie
– Nierenversagen
– Leberversagen

Intoxikation

Spontane intrakranielle Blutungen

Anamnese

Ursachen für eine intrakranielle Blutung:

– *Subarachnoidalblutung (SAB)* bei Aneurysma der Hirnarterien, selten zerebrales Hämangiom, plötzliches Auftreten aus völliger Gesundheit, oft bei körperlicher Anstrengung oder bei Husten und Pressen → heftigster Kopfschmerz, Bewußtseinsstörung, Agitiertheit, Meningismus, Erbrechen, Krampfanfälle.

– *Intrazerebrale Massenblutung (ICB)* im Rahmen einer hypertensiven Krise → starker Kopfschmerz, Paresen, Bewußtseinsstörung, pathologische Atmung.

– *Subdurales Hämatom* nach „Bagatelltrauma" (evtl. auch spontan) bei geriatrischen Patienten, Alkoholkranken, Patienten unter Marcumar®-Therapie, Hämophiliepatienten (Manifestation auch Tage bis Wochen später möglich).

Symptome

⊃ Bewußtseinsstörung:
  – Amnesie, Desorientierung, Somnolenz bis Koma.
  – Meist progredienter Verlauf, bei sub- und epiduralen Blutungen evtl. symptomfreies Intervall.
  – Verlust der Schutzreflexe.
⊃ Pupillenveränderung:
  – Anisokorie, Mydriasis (initial Miosis möglich), seitendifferente Lichtreaktion, Bulbusdivergenz.
⊃ Kornealreflexdifferenz, Lidreflex.
⊃ Paresen:
  – Hemiparese bei supratentorieller Blutung.
  – Para- oder Tetraparese bei Hirnstammblutung möglich.
⊃ Krämpfe, pathologische Reflexe, pathologischer Muskeltonus:
  – Beuge- und Strecktonusveränderung.
  – Positives Babinski-Zeichen.
  – Nackensteife.
⊃ Sonstige Zeichen der intrakraniellen Druckerhöhung:
  – Kopfschmerz, Schwindel, Übelkeit, Erbrechen.
  – Hypertonus, Bradykardie.
  – Atemstörungen (Biot- oder Adams-Stokes-Atmung).

Differentialdiagnostischer Überblick

Bei Bewußtseinsstörungen
- Hypoxie
- andere zerebrale Erkrankungen (Apoplex, postiktaler Zustand, Schädel-Hirn-Trauma, Meningoenzephalitis)
- Hypoglykämie
- Hyperglykämie, Coma diabeticum
- Intoxikation
- hepatisches Koma, Urämie, Elektrolytstörungen

Maßnahmen

➤ Monitoring: EKG, kontinuierliche Blutdruckmessung.

➤ Oberkörper hochlagern, wenn systolischer Blutdruck > 100 mmHg, Kopf in Neutral-Null-Position.

➤ Sicherung der Vitalfunktionen (Atemwege freihalten, Kreislauf stabilisieren).

➤ Großlumige Venenzugänge, Infusion.

Bei Koma:

➤ Intubation, Beatmung mit 100 % Sauerstoff, Hyperventilation.

➤ Thiopental (Trapanal®) 3 mg/kg i. v., ggf. als repetitive Bolusgabe zur Hirndrucksenkung (**cave:** Hypotonie), bei Bedarf zusätzlich Fentanyl.

Zielklinik

Neurologische bzw. neurochirurgische Notfallaufnahme (Voranmeldung, CT-Diagnostik), Transportbegleitung.

Metabolische Notfälle

Hypoglykämie

Anamnese

Durch Fremdanamnese eruieren:
– Vorerkrankungen, Medikation (Antidiabetika).
– Diabetestyp, Diabetikerpaß.
– Dauer der Bewußtlosigkeit.
– Plötzliche oder protrahiert auftretende Bewußtlosigkeit.

Auslöser einer Hypoglykämie bei vorbestehendem Diabetes mellitus:
– Medikations- oder Diätfehler (häufigste Form: Überdosierung von Insulin oder oralen Antidiabetika bei unzureichender Nahrungszufuhr),
– akuter Infekt,
– Alkoholkonsum,
– starke körperliche oder psychische Belastung,
– neu hinzutretende Folge- oder Begleiterkrankung.

Symptome

▷ Bewußtseinstrübung, Koma,
▷ psychiatrische Erscheinungsbilder,
▷ neurologische Ausfälle (Krampfanfall, Symptome eines Apoplex).

Differentialdiagnostischer Überblick

Bei Bewußtseinsstörungen
– Hypoxie
– Hyperglykämie, Coma diabeticum
– Intoxikationen
– zerebrale Erkrankungen (Apoplex, postiktaler Zustand, SHT, intrakranielle Blutung, Meningoenzephalitis)
– Urämie, hepatisches Koma, Elektrolytstörungen

Merke: Bei jeder unklaren Bewußtlosigkeit an Hypoglykämie denken.

Maßnahmen

➤ Blutzuckerschnelltest.
➤ 20–50 g Glucose (40–100 ml Glucose 50 %) i. v; Ziel: Blutzucker 150–200 mg % (Therapiekontrolle durch wiederholte BZ-Messung).
➤ HG 5 % Infusion bei längeren Transportwegen.

Zielklinik

– Internistische Notfallaufnahme.
– Bei gut therapierten Patienten und Betreuung durch Dritte und durch den Hausarzt Klinikeinweisung entbehrlich. Genaue Anamneseerhebung (Medikations- und Diätfehler) und Aufklärung des Patienten sind unerläßlich.
– Bei schlecht eingestellten Diabetikern und Alleinstehenden Krankenhauseinweisung anstreben. Verweigerung der weiteren klinischen Therapie durch den Patienten muß akzeptiert werden (Dokumentation!).

Besonderheiten

Merke: Bei Überdosierung von Insulin Hypokaliämien möglich (EKG).

Hyperglykämie / Coma diabeticum

Anamnese

Vorerkrankungen, Medikation (Antidiabetika).
Meist bekannter Diabetes mellitus (Diabetestyp, Diabetikerpaß).
Auslöser einer Hyperglykämie bei vorbestehendem Diabetes mellitus:
– Streßsituationen (z. B. Infektion, Trauma, Operationen, Apoplex,
   Myokardinfarkt).
– Kürzlich geänderte Begleitmedikation (z. B. Diuretika, β-Blocker,
   Cortison).
– Diätfehler.

Symptome

Prodromi
▷ Inappetenz,
▷ Übelkeit, Erbrechen,
▷ Durst, Polyurie,
▷ abgeschwächte Reflexe.

Ketoazidotische Form (häufigste Form; betrifft vorwiegend junge
Patienten)
▷ Deutliche Exsikkose, warme, gerötete und trockene Haut,
▷ Tachykardie,
▷ Kussmaul-Atmung, Acetongeruch der Exspirationsluft,
▷ Bewußtseinsstörung, Koma,
▷ Bauchschmerz (Pseudoperitonitis).

Hyperosmolare Form (seltene Form; betrifft vorwiegend alte Patienten; oft symptomarm)
▷ Schwere Exsikkose, hypovolämischer Schock,
▷ häufig Bewußtseinsstörungen, Koma.

Differentialdiagnostischer Überblick

– Akutes Abdomen

Bei Bewußtseinsstörungen
– Hypoxie
– Hypoglykämie
– Intoxikationen (z. B. trizyklische Antidepressiva,
   Digitalis, Chinidin)
– zerebrale Erkrankungen (Apoplex, postiktaler Zustand,
   SHT, intrakranielle Blutung, Meningoenzephalitis)
– Urämie, hepatisches Koma, Elektrolytstörungen

Maßnahmen

➤ Monitoring: EKG, kontinuierliche Blutdruckmessung.

➤ Blutzuckerschnelltest.

➤ 500–1000 ml kristalloide Infusion in der ersten halben Stunde (**cave:** Herzinsuffizienz).

➤ Bei Bewußtlosigkeit Intubation und Beatmung.

➤ Diabetikerausweis, falls vorhanden, mitnehmen.

Bei kurzen Transportwegen in die Klinik:

➤ Weitere Maßnahmen (Insulin, Kalium, Natriumbicarbonat) unter intensivmedizinischen Bedingungen.

Bei längeren Transportwegen:

➤ 500 ml Vollelektrolytlösung mit 12 IE Altinsulin und Kaliumzusatz (20 mval) → Blutzuckerkontrolle, EKG.

Zielklinik

Internistische Notfallaufnahme (Intensivstation), Transportbegleitung bei Bewußtseinsstörung.

Chronische Niereninsuffizienz / Dialysepatient

Anamnese

– Trinkmengen, Ausscheidung pro Tag.
– Bei dialysepflichtiger Niereninsuffizienz Dialysetermine erfragen.

Ursachen einer chronischen Niereninsuffizienz:
– Glomerulonephritis, Pyelonephritis, Diabetes mellitus, Arterioskle-
rose der Niere, Analgetikanephropathie, Zystennieren.

Symptome

- Café-au-lait-Hautfarbe,
- Übelkeit, Erbrechen, Diarrhö,
- Muskelschwäche, Adynamie, Muskelfibrillieren,
- Kußmaul-Atmung, Foetor uraemicus,
- Luftnot ("fluid lung"), generalisierte Ödemneigung,
- Pleuritis, Perikarditis, Pseudoperitonitis,
- Bradyarrhythmie, Hyperkaliämiezeichen im EKG (hohe T-Welle),
- Bewußtseinstrübung, Koma.

Differentialdiagnostischer Überblick

Bei Bewußtseinsstörungen
– Hypoxie
– Hypoglykämie, Coma diabeticum
– Intoxikationen
– zerebrale Erkrankungen (Apoplex, postiktaler Zustand,
SHT, intrakranielle Blutung, Meningoenzephalitis)
– hepatisches Koma, Elektrolytstörungen

Maßnahmen

➤ Monitoring: EKG, kontinuierliche Blutdruckmessung

Koma, Lungenödem

➤ Intubation, Beatmung mit 100 % Sauerstoff (Hyperventilation).

Hyperhydratation

➤ Furosemid (Lasix®) 20 – 40 mg i. v. (außer beim anurischen Dialysepatienten).

Zerebrale Krämpfe

➤ Diazepam (Valium®) 10 mg i. v.

Bei Verdacht auf hyperkaliämische Herzrhythmusstörungen (Bradykardie)

➤ Calcium 1 g i. v.

➤ Natriumbicarbonat 50 – 100 mval i. v.

Bei Hypertonie

➤ Nifedipin (Adalat®) 10 mg p. o. → Ziel: systolischer Blutdruck 140 – 160 mmHg (**cave:** abrupte Blutdrucksenkung)

Cave: Beim Dialysepatienten keine Manipulationen (Zugänge, Blutdruckmessung) am Shuntarm.

Zielklinik

Bei Dialysepatienten bislang behandelnde Dialysestation erfragen, dort Dialyse nach Rücksprache, alternativ internistische Notfallaufnahme, Transportbegleitung obligat.

Leberinsuffizienz/Coma hepaticum

Anamnese

Bekanntes Leberleiden, vorausgegangene Ösophagusvarizenblutung, Intoxikation.

Symptome

- Ikterus,
- Foetor hepaticus, Erdbeerzunge,
- Spider naevi, hämorrhagische Diathese,
- Flapping Tremor,
- aufgetriebenes Abdomen (Aszites),
- Bewußtseinstrübung, Koma,
- hämorrhagischer Schock bei Ösophagusvarizenblutung.

Differentialdiagnostischer Überblick

- Alkoholentzugsdelir
- akute Porphyrie

Bei Bewußtseinsstörungen
- Hypoxie
- Hypoglykämie
- Coma diabeticum
- Intoxikationen
- zerebrale Erkrankungen (Apoplex, postiktaler Zustand, SHT, intrakranielle Blutung, Meningoenzephalitis)
- Urämie, Elektrolytstörungen

Maßnahmen

- ➤ BZ-Messung (Hypoglykämie bei akutem Leberversagen möglich).
- ➤ Monitoring: EKG, kontinuierliche Blutdruckmessung.
- ➤ Volumenzufuhr (HG 5 %).

Bewußtseinstrübung, Koma

- ➤ Intubation, Beatmung mit 100 % Sauerstoff.

Ösophagusvarizenblutung

- ➤ Schocktherapie.
- ➤ Sengstaken-Blakemore-Sonde oder Linton-Sonde, sofern präklinisch verfügbar.

Erregungszustände

- ➤ Diazepam (Valium®) 5 – 10 mg i. v.

Zielklinik

– Internistische Notfallaufnahme.
– Ösophagusvarizenblutung → chirurgische oder internistische Notfallaufnahme (endoskopische Sklerosierung der Varizen).

Hyperthyreose / Thyreotoxische Krise

Anamnese

- Hyperthyreosesymptomatik in der Vorgeschichte (Gewichtabnahme, gesteigerter Appetit, Durchfall, Schlaflosigkeit, Wärmeintoleranz, Nervosität, Affektlabilität).
- Strumapatienten mit schwerem Infekt, Sepsis.
- Diagnostik mit jodhaltigen Kontrastmitteln.
- Nach Radiojodtherapie.
- Postoperativ bei vorbestehender (latenter) Hyperthyreose.

Symptome

- Tachykardie > 130 / min,
- subfebrile Temperaturen, Exsikkose,
- warme, feuchte Haut,
- agitierter Patient, Tremor,
- Desorientiertheit, Delir, Halluzinationen,
- Adynamie, Muskelschwäche.

Differentialdiagnostischer Überblick

- Psychosen
- Phäochromozytom (blasse Hautfarbe)

Bei Bewußtseinsstörungen
- Hypoxie
- Hypoglykämie,
- Coma diabeticum
- Intoxikationen
- zerebrale Erkrankungen (Apoplex, postiktaler Zustand, SHT, intrakranielle Blutung, Meningoenzephalitis)
- Urämie, hepatisches Koma, Elektrolytstörungen

Maßnahmen

➤ Monitoring: EKG, kontinuierliche Blutdruckmessung.

➤ Volumenzufuhr.

➤ Prednisolon (Solu-Decortin H®) 250 mg i. v.

➤ β-Blocker (Propranolol [Dociton®] 1 mg).

Zielklinik

Internistische Notfallaufnahme (Intensivstation).

Pädiatrische Notfälle

Fieberkrampf

Anamnese

– Prädilektionsalter $\frac{1}{2}$ – 5 Jahre.
– Rascher Fieberanstieg im Rahmen eines banalen Infektes.

Symptome

⇨ Fieber,
⇨ tonisch-klonische Krämpfe,
⇨ Somnolenz nach Ende des Krampfanfalles (postiktaler Zustand).

Differentialdiagnostischer Überblick

– Epilepsie
– Hypoglykämie (im Kindesalter)
– Hypoxie
– Intoxikation
– „Säuglingstoxikose" in Verbindung mit hohen Volumenverlusten Muskulatur, halonierte Augen, eingesunkene Fontanelle, Somnolenz, Fieber
– SHT (Schädel-Hirn-Trauma)

Maßnahmen

➤ Paracetamol (Ben-u-ron®) rektal
  – Säuglinge 125 mg,
  – Kleinkinder 250 mg,
  – Schulkinder 500 mg.
➤ Ggf. Wadenwickel

Akuttherapie des Krampfanfalls

➤ Diazepam (Valium®) rektal (bei Bedarf nach 5 – 10 min wiederholen):
  – Säuglinge 5 mg,
  – Kleinkinder 5 – 10 mg,
  – Schulkinder 10 – 15 mg.
➤ Periphervenöser Zugang.
➤ Bei Fortdauer des Krampfanfalls Diazepam intravenös (*titrierende* Applikation):
  – Kleinkinder 2,5 – 5 mg,
  – Schulkinder 5 – 10 mg.
➤ Volumenzufuhr (HG 5 %, max. 10 ml/kg/Std.).

Krampfstatus

➤ Sauerstoffgabe.

➤ Thiopental (Trapanal®) *titrierend* i. v. applizieren (Beatmungs- bzw. Intubationsbereitschaft).

➤ Ultima ratio: Ketamin (Ketanest®) 5 mg / kg i. m. (besonders bei fehlendem venösen Zugang).

Zielklinik

Kinderklinik, falls nicht vorhanden, internistische Notfallaufnahme.

Cave:
– Bei fehlendem Therapieerfolg (Krampfstatus) immer eine Hypo-glykämie ausschließen!
– Beim persistierenden Krampfanfall Gefahr des Hirnödems →
Bradypnoe, Apnoe.
– Venenpunktion beim krampfenden Patienten mit der Gefahr der paravenösen Thiopentalgabe.
– Bei externen Kühlungsmaßnahmen besonders beim Säugling Gefahr der Hypothermie.

Laryngotracheobronchitis (Pseudokrupp)

Anamnese

- Prädilektionsalter 1–6 Jahre.
- Meist Infekt der oberen Atemwege seit einigen Tagen (langsamer Krankheitsbeginn).
- Viraler Infekt, selten perakuter Verlauf.

Symptome

- Stadium 1: Heiserkeit, bellender Husten.
- Stadium 2: inspiratorischer Stridor mit Einziehung.
- Stadium 3: Tachykardie, Hautblässe, Unruhe.
- Stadium 4: Zyanose, maximaler inspiratorischer Stridor, Erschöpfungszeichen, Bewußtseinstrübung.

Differentialdiagnostischer Überblick

- Epiglottitis (eher ältere Kinder, akuter Verlauf, hohes Fieber, schwerkrankes Kind, Speichelfluß, kloßige Sprache, *kein Husten*)
- Fremdkörperaspiration
- Asthma bronchiale

Maßnahmen

- ➤ Monitoring: Pulsoximetrie.
- ➤ Oberkörper hochlagern.

Stadium 1–2:

- ➤ Beruhigung des Kindes (ggf. Diazepam-Zäpfchen) und der Eltern.
- ➤ Feuchte Luft (heißes Wasser in geschlossenem Badezimmer, feuchte Nachtluft am geöffneten Fenster).
- ➤ Prednison rektal 10 mg/kg (Rectodelt®-Zäpfchen).

Stadium 3:

- ➤ Sauerstoffgabe, beim kooperativen Kind assistierte Maskenbeatmung.

Stadium 4:

- ➤ Prednisolon (Solu-Decortin H®) 20–100 mg i. v.
- ➤ Beatmung über Maske; Intubation nur, wenn Maskenbeatmung unmöglich (selten notwendig).

Zielklinik

Kinderklinik; falls nicht vorhanden, internistische Notfallaufnahme.

Cave:
– RTW nicht anheizen.
– Kein überhastetes Handeln, Aufregung für das Kind vermeiden.

Epiglottitis

Anamnese

- Akute bakterielle Infektion des Larynx (Hämophilus influenzae Typ B).
- Kurzer perakuter Verlauf (etwa 6 – 10 Std.).
- Prädilektionsalter: Klein- und Schulkinder.

Symptome

- Luftnot, Nasenflügeln,
- hohes Fieber, schwerkrankes Kind,
- Blässe, Zyanose,
- Schluckbeschwerden, Speichelfluß,
- kloßige Sprache,
- oft sitzende Position mit vorgeschobenem Unterkiefer.

Merke: Kein Husten!

Differentialdiagnostischer Überblick

- Pseudokrupp (eher jüngeres Kind, weniger krank, *bellender Husten,* Heiserkeit)
- Fremdkörperaspiration

Maßnahmen

➤ Monitoring: Pulsoximetrie.

➤ Oberkörper hochlagern.

➤ Beruhigung des Kindes und der Eltern.

➤ Ggf. vorsichtige Sedierung (5 mg Diazepam [Valium®] rektal).

➤ Sauerstoffgabe, assistierte Maskenbeatmung (in der Regel präklinisch ausreichend).

➤ Intubation im RTW nur im äußersten Notfall, wenn Maskenbeatmung unmöglich (extrem schwierige Intubation).

➤ Ultima ratio: Koniotomie.

Zielklinik

- Kinderklinik.
- *Alternativ* internistische Notfallaufnahme oder HNO-Klinik (längere Transportwege vermeiden).

Besonderheiten

Epiglottitis verliert durch Grippeimpfungen zunehmend an Bedeutung.

Cave:
– Zur Intubation niemals relaxieren (Muskeltonus und Spontanatmung müssen erhalten bleiben).
– In der Regel ist nur ein Intubationsversuch möglich (Zunahme der Schwellung durch Manipulation am Kehlkopf).
– Herzstillstand durch äußere Reize möglich (Punktion, Intubation).

Sudden Infant Death Syndrome (SIDS)

Anamnese

- Prädilektionsalter 2 – 10 Monate.
- Disponierende Faktoren: Bauchlage, Zigarettenrauch (Exposition des Kindes), nichtgestillte Kinder, Frühgeburt, Geschwister oder Zwillinge mit SIDS.

Symptome

- Herz-Kreislauf-Stillstand (Asystolie).
- Apnoe.
- Sichere Todeszeichen: Totenflecke, Totenstarre.

> **Merke:**
> - Meist wird der Tod zu spät entdeckt (häufig in den frühen Morgenstunden).
> - Trotz länger bestehendem Herz-Kreislauf-Stillstand sind Säuglinge im warmen Kinderbett selten hypotherm.

Differentialdiagnostischer Überblick

- Gewaltverbrechen (auf Verletzungen untersuchen)
- Verwahrlosung

Maßnahmen

➤ CPR einleiten (auch aus psychologischen Gründen der Eltern wegen), ggf. unter Reanimation nächste Kinderklinik anfahren.
➤ Keine CPR bei sicheren Todeszeichen.

Zielklinik

Nach Hinzuziehen der Polizei Überführung in eine rechtsmedizinische Abteilung veranlassen.

Besonderheiten

- CPR-Maßnahmen oft aussichtslos (meist unbeobachteter Herz-Kreislauf-Stillstand).
- Todesbescheinigung mit ungeklärter Todesursache.

Neugeborenen- und Säuglingsreanimation

Symptome

Bei Neugeborenen Beurteilung des Asphyxieindex nach Apgar (1, 5, 10 min):

		0	1	2
A	Aussehen	zyanotisch	zyanotische Extremitäten	rosig
P	Puls	keine	HF < 100/min	HF > 100/min
G	Grimassieren	keine	Grimassieren	Husten/Niesen
A	Aktivität	schlaff	träge Beugebewegung	gute Spontan-bewegungen
R	Respiration	keine	Schnappatmung	kräftiges Schreien

Maßnahmen

Allgemein:

➤ Absaugen.

➤ Abreiben (taktiler Stimulus).

➤ Abkühlung vermeiden.

Apgar 3–6:

➤ Sauerstoffinsufflation, Maskenbeatmung mit Sauerstoff.

Apgar 0–2:

➤ Kardiopulmonale Reanimation:
  – Intubation primär nasal anstreben. Erforderliche Tubusgröße 2,5–3,0. Anatomische Besonderheiten beachten: U-förmige und lange Epiglottis, engste Stelle für den Tubus befindet sich subglottisch im Bereich des Ringknorpels.
  – Beatmung, Herzdruckmassage (Massage- und Beatmungsfrequenz im physiologischen Größenbereich).
  – Wärmeschutzmaßnahmen treffen (z. B. Wärmelampe, RTW aufheizen).

➤ Zugangswege:
  – Primär endobronchiale (e. b.) Gabe von Atropin und Adrenalin (kein Zeitverlust durch Venenpunktion)
  – Periphervenöser Zugang (Kopf, Handrücken).
  – Ultima ratio: Katheter in Nabelvene oder -arterie oder Zentralvenenkatheter.

➤ Medikamente:
  – Adrenalin (Suprarenin®) 0,1 mg/kg e. b. oder 0,01 mg/kg i. v. bzw. intraossär; Repetition mit 0,1 mg/kg e. b. oder 0,01–0,1 mg/kg i. v. bzw. intraossär.
  – Atropin 0,02 mg/kg e. b. oder 0,02 mg/kg i. v.

- Dopamin 2 – 10 µg/kg/min i. v.
- Bei Hypovolämie 10 ml/kg kristalloide Lösung (z. B. Ringer-Lösung) über 5 – 10 min.
- Bei Hypoglykämie (Blutzucker-Schnelltest): Glucose 10 % 4 ml/kg/Std. (Infusion).

Zielklinik

Kinderklinik; falls nicht vorhanden, internistische Notfallaufnahme → Intensivstation (Voranmeldung).

Merke:
- Vitale Gefährdung des Neugeborenen durch Hypothermie und Hypoglykämie.
- Säuglinge und Kleinkinder von Hand beatmen.
- Ggf. Neugeborenen-Transportdienst („Baby-Notarzt") der zuständigen Kinderklinik alarmieren.

Gynäkologische und geburtshilfliche Notfälle

Eklampsie

Anamnese

– Schwangerschaft.
– Hypertonie, Proteinurie, Ödeme (Schwangerschaftspaß).
– Prodromi (Kopfschmerzen, Augenflimmern, Übelkeit).

Symptome

⇨ Generalisierter Krampfanfall,
⇨ Hypertonie,
⇨ Ödeme.

Differentialdiagnostischer Überblick

– Epilepsie (Krampfanfall)
– Hypoglykämie
– intakranielle Raumforderung

Maßnahmen

➤ Sauerstoffgabe.
➤ Infusion.
➤ Diazepam (Valium®) 5 – 10 – 20 mg i. v. (*titrierend* applizieren).
➤ Nifedipin (Adalat®) 10 mg sublingual zur Blutdrucksenkung (Ziel: systolisch 160 – 180 mmHg).

Bei *Status eclampticus* mit rezidivierenden Krampfanfällen:

➤ Diazepam (Valium®) 10 – 20 mg i. v.
➤ Ultima ratio: Thiopental (Trapanal®) *titrierend* i. v. applizieren (Beatmungs- und Intubationsbereitschaft); **cave:** Schwangere ab der 20. SSW gelten unabhängig von der Nahrungsaufnahme stets als nicht nüchtern.

Zielklinik

Geburtshilfliche Abteilung (Voranmeldung), wenn möglich mit angeschlossenem Perinatalzentrum (intensivmedizinische Versorgung von Mutter und Kind), Transportbegleitung.

Cave:
– Gefährdung der Mutter durch ZNS-Blutungen, Gerinnungs-
  störungen, Nierenversagen (Mortalität bis zu 10 %).
– Gefährdung des Fetus durch Plazentainsuffizienz (perinatale
  Sterblichkeit bis zu 30 %).

Einsetzende Geburt

Anamnese

– Wehen: Beginn, Häufigkeit, Preßdrang.
– Blasensprung (Zeitpunkt).
– Mutterpaß: Kindslage, Gestationsalter, wievieltes Kind, pathologische Schwangerschaftsbefunde.

Symptome

⇨ Wehenschmerz,
⇨ Preßdrang in der Austreibungsphase.

Maßnahmen

➤ Einmalige vaginale Untersuchung mit sterilen Handschuhen (Muttermund, führende Kindsteile).

Regelrechte Geburt

Eröffnungsphase

➤ Transportbegleitung.

Austreibungsphase

➤ Transportbegleitung oder
➤ Geburt vor Ort beenden, wenn Kindsteile sichtbar oder Preßdrang besteht.

Geburt

➤ Geburt des Kopfes:
– Dammschutz (rasches Durchtreten des Kopfes → Dammriß, kindliche Hirnblutung).
– Dammschnitt (besonders bei Erstgebärenden primär durchführen. Zeige- und Mittelfinger zwischen Kopf und Beckenboden schieben und mit der Schere den Damm mediolateral ca. 3 cm über den Fingern einschneiden).
– Kopf nicht zu schnell durch den Beckenboden treten lassen (Hirnblutungen).
➤ Geburt zuerst der vorderen, dann der hinteren Schulter mit der nächsten Wehe.
➤ Mundhöhle, Rachenraum und Nasenlöcher absaugen.
➤ Abnabeln 1 min nach der Geburt 20 cm vom Nabel entfernt (sterile Klemmen).
➤ Kind sofort in Wärmeschutzfolie und zusätzliche Decke einwickeln (Hypothermiegefahr).
➤ Apgar-Werte dokumentieren (s. Neugeborenen- und Säuglingsreanimation).

Nachgeburt

➤ Geburt der Plazenta wird, wenn sie nicht spontan abgeht, in der Klinik durchgeführt.

➤ Bei starker Lösungsblutung → manuelle, transabdominale Kompression zur Plazentageburt und Blutstillung.

Beckenendlage

Eröffnungsphase

➤ Fenoterol-(Berotec®-)Spray 2–3 Hübe alle 5 min zur Tokolyse (**cave:** Tachykardie → Überwachung mittels EKG-Monitor).

➤ Kopftief- bzw. Beckenhochlagerung.

➤ Veratmen der Wehen (Hecheln).

➤ Transportbegleitung.

Austreibungsphase (sichtbare Kindsteile)

➤ Bis zur Entwicklung der Schulter keine Maßnahmen! (Manipulationen können zum Hochschlagen der Arme führen → Geburtshindernis und Gefahr einer Erb-Lähmung).

➤ Nach Entwicklung der Schulter mit der nächsten Wehe Steiß mit beiden Händen fassen und über Symphyse auf den Bauch der Mutter hebeln.

Querlage

➤ Geburtsunmögliche Situation.

➤ Fenoterol-(Berotec®-)Spray 2–3 Hübe alle 5 min zur Tokolyse (**cave:** Tachykardie → Überwachung mittels EKG-Monitor).

➤ Kopftief- bzw. Beckenhochlagerung.

➤ Veratmen der Wehen (Hecheln).

➤ Diazepam (Valium®) 5–10 mg i. v.

➤ Transportbegleitung.

Zielklinik

– Wenn keine Zeitnot besteht oder die Geburt vollendet ist → Klinik der Vorsorge oder Wunschklinik der Mutter.

– Bei drohender und bei pathologischer Geburt nächstliegende geburtshilfliche Abteilung (Voranmeldung), wenn möglich mit angeschlossenem Perinatalzentrum (intensivmedizinische Versorgung von Mutter und Kind).

Merke:
– Bei stärkeren vaginalen Blutungen unter der Geburt (DD: Placenta praevia, vorzeitige Plazentaablösung) maximale Tokolyse und Volumensubstitution.
– Hypotonie bei Vena-cava-Kompressionssyndrom → linke Seitenlage, Volumensubstitution.

Psychiatrische Notfälle

Akute Psychose

Anamnese

– Anamneseerhebung meist nur durch Verwandte oder Bekannte möglich.
– Psychiatrische Vorerkrankung, Klinikaufenthalte und Medikation erfragen (Medikation ausgelassen, geändert?).

Symptome

▻ Oft ohne erkennbaren Anlaß akut einsetzender Zustand von offenbar sinnloser motorischer Entäußerung.
▻ Aggressionshandlungen gegen eigene Person und gegen Dritte möglich.
▻ Wahnvorstellungen und Wahnwahrnehmungen.
▻ Hypervigilanz (großer Zustrom sensorischer Informationen ohne Selektionsfähigkeit).

Spezielle Symptome bei *exogener Psychose:*
▻ Desorientiertheit, Verwirrtheit, Bewußtseinstrübung.
▻ Stuporöser oder agitierter Patient.
▻ Halluzinationen, paranoide Symptome.
▻ Vegetative Symptome:
  – Hyperventilation, Schwitzen, Tremor,
  – Tachykardie, Hypertonie,
  – Tränenfluß, abdominale Krämpfe (Opioidentzug).

Differentialdiagnostischer Überblick

– Endogene Psychose
– Organische Psychose: z. B. SHT, spontane intrakranielle Blutung, Apoplex, Meningitis
– Exogene Psychose: pathologischer Rausch (Alkohol, Weckamine, LSD, Hustenmittel, Schnüffelstoffe, bestimmte Pilzarten), Entzug, Delir, Intoxikationspsychosen
– Stoffwechselentgleisung (z. B. Hypoglykämie, Hyperglykämie, dekompensierte Leberinsuffizienz)

Maßnahmen

➤ *Therapieziel:* Dämpfung bzw. Beseitigung des Erregungszustandes. Zuerst Versuch eines Gespräches mit ruhigem und bestimmtem Auftreten (besonders endogene Psychose):
  – Sich vorstellen und Hilfe anbieten.
  – Keinesfalls belehren, beschwichtigen oder drohen (Polizei).

- Keine Täuschungsversuche.
- Nie dem Patienten den Rücken zukehren.

➤ Bei akuter Eigen- oder Fremdgefährdung:
- Sedierung und Gewaltanwendung als Ultima ratio (Polizei).

➤ Medikamentengabe i. v. oder beim unkooperativen Patienten i. m., Wirkstoffkombinationen möglich:
- Haloperidol (Haldol®) 10 – 20 mg i. v.,
- Diazepam (Valium®) 10 – 30 mg i. v.,
- Promethazin (Atosil®) 50 – 100 mg i. v.,
- Ketamin (Ketanest®) 5 mg/kg i. m. als Ultima ratio.

Merke:
- Keine Gewaltanwendung ohne Polizei außer bei unmittelbarer Gefahr.
- Zwangseinweisung bei Psychose und zusätzlicher akuter Eigen- oder Fremdgefährdung.

Zielklinik

Psychiatrische Notfallaufnahme (nächstgelegene psychiatrische Abteilung / Klinik).

Suizidalität

Anamnese

– Auslöser eruieren.
– Psychiatrische Vorerkrankung, frühere Suizidversuche erfragen.

Symptome

▻ Depressive Denkinhalte,
▻ negatives Selbsterleben,
▻ Haß und Wut gegen eigene Person,
▻ Suizidgedanken (direktes Befragen durch den Notarzt).

Maßnahmen

➤ Patienten nie allein lassen.

➤ Im Gespräch Verständnis entgegenbringen.

➤ Patienten unabhängig von seinen Motiven ernst nehmen.

➤ Wenn nötig, Sedierung mit Diazepam (Valium®).

Zielklinik

– Psychiatrische Notfallaufnahme (nächstgelegene psychiatrische Abteilung oder Klinik).
– Aufgrund einer akuten Eigengefährdung Zwangseinweisung.

Besonderheiten

Bei längeren Einsätzen (Notarzt an suizidalen Patienten gebunden) müssen weitere Notarzteinsätze durch einen Hintergrunddienst, einen leitenden Notarzt oder einen benachbarten Rettungsdienst übernommen werden.

Zwangsunterbringung

Indikation

Als Kriterien für die Zwangseinweisung müssen vorliegen:
- ⮡ eine der folgenden Diagnosen:
  - – akute Psychose,
  - – Erkrankung, die einer Psychose gleichkommt,
  - – Sucht,
  - – Schwachsinn;
- ⮡ zusätzlich akute Eigen- oder Fremdgefährdung, die mit anderen Mitteln (freiwillige Behandlung) nicht abgewendet werden kann.

Durchführung

- ➤ Zwangsunterbringung grundsätzlich nur auf richterliche Anordnung zulässig (Amtsgericht). Sie ist in den einzelnen Bundesländern gesetzlich unterschiedlich festgelegt.
- ➤ Im Notfall findet das Verfahren der sofortigen vorläufigen Unterbringung Anwendung:
  - – Der Notarzt stellt die Diagnose, das ausführende Organ der vorläufigen Unterbringung ist die Polizei.
  - – Die Klinik holt den richterlichen Beschluß unverzüglich ein (gemäß Artikel 104 des Grundgesetzes spätestens am folgenden Tag).
- ➤ Obligate Transportbegleitung und persönliche Übergabe des Patienten in psychiatrische Behandlung.
- ➤ Ausführliche Dokumentation; Übergabeprotokoll muß beinhalten:
  - – Diagnosen,
  - – Hinweis auf Eigen- oder Fremdgefährdung,
  - – Name des aufnehmenden Arztes und der Polizisten,
  - – Lageschilderung.

Merke:
- – Primär ist die freiwillige Krankenhauseinweisung ohne Androhung der Zwangseinweisung anzustreben.
- – Keine Gewaltanwendung ohne Polizei außer bei unmittelbarer Gefahr.
- – Regionale Unterschiede in der praktischen Durchführung der Zwangsunterbringung beachten.

Thermische und chemische Notfälle

Hypertherme Notfälle

Anamnese

Ursachen:
– Hohe Außentemperaturen.
– Ungenügende Wärmeabgabe durch unzweckmäßige Kleidung (z. B. Säuglinge, alte Menschen, Soldaten), fehlende Kopfbedeckung bei starker Sonneneinstrahlung (z. B. Säuglinge, Kleinkinder, Erwachsene mit geringer Kopfbehaarung).
– Langdauernde körperliche Leistungen bei hohen Außentemperaturen (z. B. Ausdauersportler, Bergarbeiter, Hüttenarbeiter, Soldaten).

Begünstigende Faktoren:
– Dehydratation, Diuretikatherapie,
– fieberhafte Erkrankungen,
– kardiovaskuläre Erkrankungen,
– Alkohol, Drogenmißbrauch,

Symptome

Hitzesynkope (orthostatische Dysregulierung bei peripherer Vasodilatation zur Wärmeabgabe):
➪ Hypotonie, u. U. Bradykardie.
➪ kurzzeitige Bewußtseinsstörung.

Sonnenstich (Wärmebelastung des ZNS nach längerer Sonnenbestrahlung des unbedeckten Kopfes, z. B. bei Säuglingen und Kleinkindern):
➪ Hochroter, heißer Kopf, Unruhe, Schwindel.
➪ Übelkeit, Erbrechen, Meningismus, Bewußtseinsstörung, Krämpfe (Hirndruckzeichen, Symptome einer Meningitis und Enzephalitis).

Hitzeerschöpfung (Hyperthermie in Kombination mit einer Dehydratation):
➪ Leichtere Form: körperliche Erschöpfung, Muskelkrämpfe, Kopfschmerzen, Durst, Hypotonie, Kreislaufzentralisation.
➪ Schwere Form: Hyperthermie (> 39 °C), Schock, Durchgangssyndrom, Dyspnoe (Übergang zum Hitzschlag).

Hitzschlag (Hyperthermie in Kombination mit einer Dehydratation):
➪ Hyperthermie (> 40,5 °C).
➪ Bewußtseinsstörungen, Koma, Krämpfe, Lähmungen, Meningismus.
➪ Schock, periphere Zyanose, Herzrhythmusstörungen, Dyspnoe.
➪ Übelkeit, Erbrechen, Diarrhö.

Merke:
– Bei jeder Bewußtseinsstörung in Verbindung mit einer Hitzebe-
 lastung (körperliche Anstrengung in feuchter, heißer Umgebung)
 an einen Hitzschlag denken.
– Soldaten, Ausdauersportler, Bergarbeiter, Hüttenarbeiter und
 ältere Menschen mit unzweckmäßiger Kleidung sind besonders
 gefährdet.
– Komplikation des Hitzschlags ist das akute Multiorganversagen
 (disseminierte intravasale Gerinnung, Rhabdomyolyse, akutes
 Nierenversagen, irreversible ZNS-Schäden).
– Unbehandelt führt ein Hitzschlag immer zum Tode.

Differentialdiagnostischer Überblick

– Malignes neuroleptisches Syndrom
– Maligne Hyperthermie
– Sepsis
– Medikamentenintoxikation (drug fever)
– Thyreotoxische Krise

Maßnahmen

Hitzesynkope

➤ Flachlagerung.

➤ Volumenzufuhr.

➤ Ggf. Atropin 0,5 – 1,0 mg i. v.

Sonnenstich

➤ Oberkörper 30° hochlagern (wenn syst. Blutdruck > 100 mmHg).

➤ Kühlung des Kopfes mit feuchten, kühlen Tüchern, Schatten.

➤ Bei ausgeprägten Bewußtseinsstörungen:
  – Intubation, Beatmung mit 100 % Sauerstoff, Hyperventilation.
  – Thiopental (Trapanal®) i. v. (4 – 5 mg/kg, Repetition mit 2 – 3
   mg/kg); **cave:** Hypotonie durch Thiopental.
  – Kreislaufstabilisierung (syst. Blutdruck von 140 – 160 mmHg
   anstreben).

Hitzeerschöpfung

➤ Patienten entkleiden, ggf. äußere Kühlung, Schatten.

➤ Flach- bzw. Schocklagerung.

➤ Volumenzufuhr, Kreislaufstabilisierung.

Hitzschlag

➤ Patienten vollständig entkleiden.

➤ Umgehend äußere Kühlung einleiten (Haut mit kaltem Wasser oder besser mit Eiswasser abreiben); Kühlmaßnahmen beenden, wenn Rektaltemperatur < 38,5 °C.

➤ Monitoring: EKG, kontinuierliche Blutdruckmessung.

➤ Mehrere großlumige venöse Zugänge, Volumenzufuhr (Kreislaufstabilisierung).

➤ Intubation, Beatmung mit 100 % Sauerstoff, Hyperventilation.

➤ Thiopental (Trapanal®) i. v. (4 – 5 mg/kg, Repetition mit 2 – 3 mg/kg); **cave:** Hypotonie durch Thiopental.

Zielklinik

– Internistische Notfallaufnahme (bei Hitzeerschöpfung und Hitzschlag → Intensivstation).
– Transportbegleitung (bei Hitzeerschöpfung und Hitzschlag).

Besonderheiten

Die Wärmeabgabe aus dem Körper erfolgt über die Haut durch Abstrahlung und Verdunstung von Schweiß. Bei hoher Außentemperatur und hoher Luftfeuchtigkeit sind diese Mechanismen ineffektiv, und es kann schon bei geringer körperlicher Belastung zur Hyperthermie kommen.
Eine hohe Wärmeabgabe aus dem Körper ist an eine hyperdyname Kreislaufsituation gebunden. Patienten mit kardiovaskulären Erkrankungen sind daher durch eine Hyperthermie in besonderem Maße gefährdet.

Verbrennung

Anamnese

Hitzeeinwirkung (was hat wie lange eingewirkt?):
– Art (z. B. direkte Flammeneinwirkung, Verbrühung, heißes Fett).
– Dauer (z. B. drittgradige Verbrennung bei 100 °C über 2 – 3 s oder
bei 60 °C über 3 min).

Symptome

⇨ Symptomatik je nach *Verbrennungsgrad*:

Grad I	Grad II	Grad III
– Rötung	– Rötung, teils Blässe	– graue oder weiße, ledrige Haut (Nekrose)
– Schwellung	– Blasenbildung	– Epidermis wie Ruß abwischbar
– Schmerz	– Schmerz	– kein Schmerz!

⇨ Luftnot, Husten, Stridor und Rasselgeräusche bei zusätzlichem Inhalationstrauma.
⇨ Bewußtseinstrübung bei zusätzlicher Rauchgasvergiftung.

Merke: Je weniger Schmerzen, desto höhergradiger die Verbrennung.

Verbrennungsausmaß, Dokumentation:
⇨ 9er Regel (Angaben in % der Körperoberfläche):

	Kopf	Arme	Rumpf	Beine
Erwachsene	9	9– 9	18–18	18–18
Kinder	18	9– 9	18–18	13–13
Säuglinge	20	10–10	20–20	10–10

Maßnahmen

➤ Patienten sofort entkleiden und kühlen.
➤ Kaltwasserbehandlung mit Leitungswasser oder kristalloiden In-
fusionslösungen. Dauer maximal 20 min (**cave:** Hypothermie, be-
sonders bei Kleinkindern).
➤ Sterile Wundabdeckung (Metalline, Aluderm).
➤ Dexamethason-(Auxiloson®-)Spray 5 Hübe alle 10 min bei Verdacht
auf ein Inhalationstrauma.
➤ Sauerstoffgabe.

➤ Großlumige Zugänge am besten in unverbranntem Gebiet.
➤ Infusionstherapie mit kristalloiden Lösungen, keine Kolloide:
  – Faustregel: 1000 ml in der ersten Stunde beim Erwachsenen.
  – Berechnung der Infusionsmenge (für klinische Belange):
    4 ml/kg/VBO % pro Tag.
➤ Analgosedierung (ggf. Medikamentenkombination):
  – Diazepam (Valium®) 5 – 10 mg i. v.,
  – Morphin 10 mg i. v.,
  – Ketamin (Ketanest®) 1 mg/kg i. v.

  Bei Kindern:
  – Ketamin 1 – 2 mg/kg i. v. oder 5 mg/kg i. m.

  Bei ausgedehnter Verbrennung und Verdacht auf Inhalations-trauma:
  – Intubationsnarkose.
➤ RTW aufheizen.

Zielklinik

Regionales bzw. überregionales Verbrennungszentrum (Koordination und Anmeldung über Zentrale in Hamburg, Tel.: 040/24 82 88-37 oder -38)
Indikation zur Therapie in Verbrennungszentren:
– Jede Verbrennung von Funktionsbereichen (Hand, Fuß, Gesicht, Genitalbereich).
– Erwachsene: ab 25 % zweitgradiger Verbrennung oder ab 10 % drittgradiger Verbrennung.
– Kinder unter 5 J. und Alter > 65 J.: ab 10 % zweit- bis drittgradiger Verbrennung.
– Inhalationstrauma.
– Verbrennung in Verbindung mit anderen Verletzungen oder schweren Begleiterkrankungen.

Transport:
– Tagsüber mit dem Rettungshubschrauber (besonders bei Distanzen über 10 km).
– Nachts mittels RTW (ärztliche Transportbegleitung obligat).
Wenn Therapie im Verbrennungszentrum nicht nötig bzw. nicht möglich, chirurgische Notfallaufnahme.

Cave:
– Induktion protrahierter interstitieller Ödeme durch Gabe von Kolloiden (Kapillarschaden).
– Bei Verbrennungen in geschlossenen Räumen muß ein *Inhalationstrauma* (Hitzeschädigung des Respirationstraktes, Schwellung) unterstellt werden.
– Bei isoliertem Inhalationstrauma Patient oft uneinsichtig hinsichtlich Klinikeinweisung (Dokumentation).
– Bei Wohnungsbrand zusätzlich immer an *Rauchgasvergiftung* denken.

Verätzung

Anamnese

Einwirken von Säuren oder Laugen (akzidentell oder suizidal).

Symptome

Verätzung von Mund, Rachen, Larynx und Ösophagus

Akzidentell:
- ➭ Ätzspuren in Mund und Rachen,
- ➭ Schmerzen, Schluckstörungen,
- ➭ u. U. Stridor, Luftnot.

Suizidal (größere Mengen):
- ➭ stärkste Schmerzen,
- ➭ Schocksymptomatik,
- ➭ Bewußtlosigkeit.

Verätzung der Augen, Hautverätzung

- ➭ Lokaler Schmerz.

Maßnahmen

Verätzung von Mund, Rachen, Larynx und Ösophagus

- ➤ Mund und Rachen reichlich mit Wasser spülen (nur Frühphase).
- ➤ Reichlich Wasser trinken lassen, dadurch Verdünnungseffekt (diese Maßnahme kann schon telefonisch angeordnet werden).
- ➤ Prednisolon (Solu-Decortin H®) 1 g i. v.
- ➤ Morphin 5 – 10 mg i. v.
- ➤ Intubation und Beatmung bei Stridor.

Verätzung der Augen

- ➤ Verätztes Auge reichlich mit Wasser spülen (immer weg vom gesunden Auge).

Hautverätzung

- ➤ Kleidung entfernen, Haut abwaschen.

Flußsäureverätzung (mittels Calcium Neutralisation von Fluoridionen zu untoxischem Calciumfluorid)

- ➤ Hautläsionen mit Calcium 10 % großzügig unterspritzen; mit Calcium getränkte Kompressen auflegen.
- ➤ Bei geeigneter arterieller Versorgung des Verätzungsgebietes Calcium intraarteriell proximal der Verätzung applizieren → 1 g Calciumgluconat über 1 min i. a.

Merke: Fluoridionen wirken auch systemtoxisch (Elektrolytstörungen, Herzrhythmusstörungen).

Zielklinik

– Bei *Verätzung von Larynx und Ösophagus* → chirurgische Notfallaufnahme → Notfallendoskopie, Thoraxchirurgie.
– Bei *Verätzung der Augen* → nächstgelegene Augenklinik; falls nicht vorhanden, Krankenhaus mit ophthalmologischem Konsiliardienst.
– Bei *Hautverätzung* → chirurgische Notfallaufnahme bzw. Verbrennungszentrum bei sehr ausgedehnter Verätzung (Therapie wie bei Verbrennung).

Besonderheiten

Fehlende Ätzspuren in Mund und Rachen schließen eine Verätzung von Ösophagus und Magen nicht aus.

Cave:
– Erbrechen führt zu erneuter Verätzung durch Reflux.
– Gefahr der Ösophagusperforation durch Magensonde.

Beinahe-Ertrinken

Anamnese

- Unterwasserzeit ermitteln.
- Wassertemperatur.
- Vorerkrankungen, Medikation.

- *Ursachen:* Erschöpfung, Unterkühlung, Alkoholeinfluß, kardiale Ursache, Krampfanfall, Suizidversuch.

Symptome

Beinahe-Ertrinken
- ⇨ Respiratorische Insuffizienz (Dyspnoe, Zyanose, Rasselgeräusche),
- ⇨ Bewußtseinsstörung,
- ⇨ Hyperthermie.

Ertrinken
- ⇨ Herz-Kreislauf- und Atemstillstand,
- ⇨ Hypothermie.

Maßnahmen

- ➤ Keine Zeit mit „Lagerungsdrainagen" verlieren.
- ➤ Intubation und Beatmung mit 100 % Sauerstoff und PEEP, Hyperventilation.
- ➤ Endotracheal absaugen.
- ➤ Monitoring: EKG, kontinuierliche Blutdruckmessung, Pulsoximetrie.
- ➤ Magensonde (verschlucktes Wasser).
- ➤ Furosemid (Lasix®) 20–40 mg bei Spontanzirkulation i. v.

Cave: Kardiopulmonale Reanimation bei Hypothermie präklinisch nicht abbrechen → Transport unter Reanimation.

Zielklinik

- Internistische Notfallaufnahme (Intensivstation).
- Extreme Hypothermie und CPR → kardiochirurgisches Zentrum mit Voranmeldung (Aufwärmen durch extrakorporale Zirkulation).

Besonderheiten

▷ *Trockenes Ertrinken:* reflektorischer Laryngospasmus mit Hypoxie (10 % der Fälle).
▷ *Nasses Ertrinken:* Eindringen von Wasser in die Lungen. Für eine Süß- bzw. eine Salzwasseraspiration ergibt sich jeweils ein unterschiedlicher Pathomechanismus:

Süßwasserunfall
– Surfactantschaden mit Ausbildung von Atelektasen.
– Resorption von Wasser aus den Alveolen in die Lungenstrombahn → Hypervolämie, Hämolyse, Hyperkaliämie (klinisch von untergeordneter Bedeutung).

Salzwasserunfall
– Einstrom von seröser Flüssigkeit aus der Lungenstrombahn in die Alveolen → alveoläres Lungenödem.
– Hämokonzentration und Hypernatriämie (klinisch von untergeordneter Bedeutung).

Merke:
– Im Falle des nassen Ertrinkens steht die direkte Schädigung der Lunge mit nachfolgender Hypoxie, Hyperkapnie und metabolischer Azidose klinisch im Vordergrund. Dabei ist es von untergeordneter Bedeutung, ob Salz- oder Süßwasser in die Alveolen eingedrungen ist.
– Bei Badeunfällen immer an HWS-Frakturen denken (Wirbelsäulentrauma, hoher Querschnitt).
– Bei Unfall in der Badewanne immer an Stromeinwirkung denken (Eigensicherung, s. Elektrounfall).

Hypothermie

Anamnese

- Beinahe-Ertrinken.
- Bewußtseinsstörung bei niedriger Umgebungstemperatur (< 15 °C).
- Im Rahmen einer Alkohol- und Medikamentenintoxikation.

Symptome

Leichte Hypothermie (36–33 °C)
⇨ Muskelzittern.

Mittelschwere Hypothermie (33–30 °C)
⇨ Reduzierte Vitalfunktionen,
⇨ Bewußtseinstrübung,
⇨ Muskelrigidität,
⇨ Bradyarrhythmie.

Schwere Hypothermie (30–24 °C)
⇨ Vita minima (nicht meßbarer Blutdruck),
⇨ Bewußtlosigkeit (Temperatur < 30 °C),
⇨ Mydriasis,
⇨ Bradyarrhythmie, u. U. Kammerflimmern,
⇨ unregelmäßige Atmung,
⇨ reduzierter Muskeltonus.

Maßnahmen

➤ Monitoring: EKG, kontinuierliche Blutdruckmessung.

➤ Temperatur ösophageal oder rektal messen.

➤ Rettung und Transport möglichst schonend (Umlagerungsmanöver und Bewegungen vermeiden, z. B. Kippen der Trage → „Bergungstod" durch Verlagerung kalten „Schalenblutes" zum Körperkern).

➤ Vorsichtiges Aufwärmen mittels Decken.

➤ Warme Infusionslösungen.

➤ Nasse Kleidung entfernen.

➤ RTW aufheizen.

➤ Sauerstoffgabe.

➤ Bradyarrhythmie wird gut toleriert, evtl. Atropin 0,5 – 1 mg i. v.

Kardiopulmonale Reanimation:
- Bei extremer Hypothermie und Kammerflimmern ist die Defibrillation meist erfolglos.
- Hypoxietoleranz bei Hypothermie deutlich erhöht (besonders Ertrinkungsunfall).

Merke: Je jünger der Patient, desto größer die Hypoxietoleranz.

Zielklinik

– Internistische oder pädiatrische Notfallaufnahme (Intensivstation).
– Extreme Hypothermie und CPR → kardiochirurgisches Zentrum mit Voranmeldung (Aufwärmen durch extrakorporale Zirkulation).

Cave:
– Catecholamine zur Therapie einer Bradykardie können unter Hypothermie Kammerflimmern auslösen.
– CPR-Maßnahmen primär niemals unterlassen bzw. präklinisch niemals abbrechen ("nobody is dead until he is warm and dead") → Transport unter CPR.

Elektrounfall

Anamnese

Frage nach der Stromquelle:
– fehlerhafte Elektrogeräte, fehlerhafter Umgang mit Elektrogeräten.
– Annäherung an Hochspannungsleiter (Lichtbogen).

Symptome

Elektrounfall durch Niederspannung (bis 1000 V)
▷ Muskelkontraktionen (Loslassen der Stromquelle nicht möglich).
▷ Hypertonie, Tachykardie (passager).
▷ Arrhythmien bis hin zum Kammerflimmern.
▷ Bewußtlosigkeit, Krämpfe (zerebraler Stromfluß).
▷ Frakturen, Luxationen (Folgen eines Sturzes oder von Muskelkontraktionen).

Elektrounfall durch Hochspannung (ab 1000 V) zusätzlich
▷ Verbrennungen, Verkochungen (Strommarken) durch Lichtbogen; dabei ist die Stromwirkung gegenüber der Hitzewirkung meist bedeutungslos.

Differentialdiagnostischer Überblick

– Krampfanfall
Bei Bewußtseinsstörungen, z. B.
– Hypoxie
– Hypoglykämie
– Coma diabeticum
– Intoxikationen
– zerebrale Erkrankungen (Apoplex, postiktaler Zustand, SHT, intrakranielle Blutung, Meningoenzephalitis)
– Urämie, hepatisches Koma, Elektrolytstörungen

Maßnahmen

➤ Eigensicherung!
   – Sicherheitsabstand einhalten (bei Hochspannung mindestens 5 m).
   – Zuerst Unterbrechung des Stromkreises und Feststellung der Spannungsfreiheit (Fachpersonal, Feuerwehr, Bundesbahn).
➤ Lückenlose EKG-Kontrolle.
➤ Therapie der Komplikationen: Herzrhythmusstörung, kardiopulmonale Reanimation (Früh- bzw. Sofortdefibrillation → Kapitel Defibrillation).

Elektrounfall durch Hochspannung (ab 1000 V)

➤ Großzügige Volumentherapie (Nierenversagen durch Myoglobin möglich).

➤ Analgosedierung.

➤ Steriles Abdecken der Brandwunden.

Zielklinik

– Internistische Notfallaufnahme (Intensivstation).
– Bei *Hochspannungsunfällen* regionales bzw. überregionales Verbrennungszentrum (Procedere wie bei Verbrennung, Koordination und Anmeldung über Zentrale in Hamburg, Tel.: 040/24 82 88-37 oder -38).
– Chirurgische Notfallaufnahme, wenn Therapie im Verbrennungszentrum nicht nötig bzw. nicht möglich.

Besonderheiten

– Befundsicherung vor Ort durch Polizei.
– Bei Hochspannungsunfällen erhebliche Gewebsnekrosen trotz eventuell geringer Hautverletzungen.
– Spannung: Haushalt 220 V; Straßenbahn 500 – 1100 V; Eisenbahn 15 000 V; Hochspannung bis 380 000 V.

Rauchgasvergiftung

Vorkommen

Verbrennung und Hitzezersetzung von Kunststoffen, Leder, Textilien
(Wohnungsbrand)
⇨ Belastung des Brandrauches mit Zyaniden, Säuren, Nitrosegasen,
Ammoniak, Schwefeldioxyd, Schwefelwasserstoff, Kohlenmonoxid,
Kohlendioxid und Ruß.

Schädigungsmechanismen

⇨ *Kohlenmonoxid:* Zellhypoxie durch Blockade des Sauerstofftrans-
ports am Hämoglobinmolekül. CO mit 300fach erhöhter Affinität
zum Hämoglobin als Sauerstoff. Leichter als Luft! Diffusion durch
Mauerwerk und Beton (an Bewohner der oberen Stockwerke denken).
⇨ *Zyanide:* Zellhypoxie durch Entkopplung der Atmungskette auf
zellulärer Ebene (Cytochromoxidase).
⇨ *Reizgase:* Säureverätzung des Respirationstraktes, toxisches Lungenödem mit 2–36stündiger Latenz!
⇨ *Kohlendioxid:* schwerer als Luft! Produkt von Fäulnis in Abwasser-
gruben, Jauchegruben, Futtersilos. Ab Konzentration von 10 %
Apnoe binnen Sekunden.
⇨ *Schwefeldioxid:* schwerer als Luft! Vorkommen in Kläranlagen, Ab-
wasser- und Jauchegruben. Entkopplung der Atmungskette wie
bei Cyaniden, zusätzlich Reizgaswirkung.

Differentialdiagnostischer Überblick

> – Die Feuerwehr kann Stoffe messen und semiquantitativ bestim-
> men (Dräger-Prüfröhrchen).

Symptome

⇨ Luftnot, Stridor, Hustenreiz, Zyanose.
⇨ Lungenödem, Rasselgeräusche.
⇨ Bewußtlosigkeit (Zeichen schwerer Vergiftungen).

Maßnahmen

Therapie und Prophylaxe bereits bei *Verdacht auf inhalative Noxe:*
➤ Dexamethason-(Auxiloson®-)Spray (0,125 mg/Hub) 5 Hübe alle 10
min (Prophylaxe ohne Kontraindikationen).

Bei schweren Rauchvergiftungen (Bewußtlosigkeit, Lungenödem):

➤ Monitoring: EKG, kontinuierliche Blutdruckmessung, Pulsoximetrie (**cave:** eingeschränkte Verwertbarkeit durch Gehalt an CO-Hb und Met-Hb).

➤ Intubation, Beatmung mit 100 % Sauerstoff und PEEP.

➤ Dexamethason-(Auxiloson®-)Spray (Sprühadapter für künstlichen Luftweg verwenden).

➤ Prednisolon (Solu-Decortin H®) 250 mg i. v.

➤ Furosemid (Lasix®) 20 – 40 mg i. v.

➤ 4-DMAP 1 – 2 mg/kg i. v., danach Natriumthiosulfat 100 mg/kg i. v. (6 – 10 g)

Bei minder schweren Rauchgasvergiftungen (ohne Bewußtlosigkeit):

➤ Natriumthiosulfat 50 mg/kg i. v. (als Monotherapie)

Cave:
– Bei Rauchgasvergiftungen liegt neben einer möglichen Zyanidvergiftung immer auch eine CO-Vergiftung vor. Die 4-DMAP-induzierte Met-Hb-Bildung verstärkt dann eine Zyanose. Bei weiteren Hypoxiezeichen (Bradykardie) → 1 – 2 mg/kg Methylenblau (DMAP- Antidot).
– Beatmung immer mit 100 % Sauerstoff.

Intoxikationen

Intoxikation allgemein

Anamnese

- Intoxikationen oft in suizidaler Absicht, bei Kindern meist akzidentell (häufig verursacht durch Medikamente, Genußmittel und Drogen, seltener durch Haushaltsmittel, Chemikalien, Nahrungsmittel, Pflanzen- und Tiergifte).
- Eigen- oder Fremdanamnese: welches Gift, wieviel Gift, wie eingenommen, wann eingenommen?
- Umfeld absuchen (Müll, Toilette), Asservation von möglichen Medikamenten und Giftstoffen, Abschiedsbrief, leere Behältnisse (an Fehlbeschriftung denken).

Merke:
- Jede plötzliche, unklare Erkrankung oder Bewußtseinstrübung kann auf eine Intoxikation hindeuten.
- Intoxikationen sind die häufigste Ursache eines nichttraumatischen Komas im Erwachsenenalter
- In ca. 60 % der Fälle sind die vor Ort erhaltenen Informationen über die eingenommenen Gifte falsch.

Symptome

- ▷ Störungen des ZNS (Bewußtseinstrübung, Krämpfe, Lähmungen).
- ▷ Atem- und Kreislaufstörungen (z. B. Brady- oder Tachypnoe, Zyanose, Herzrhythmusstörungen).
- ▷ Gastrointestinale Störungen (Übelkeit, Erbrechen, Diarrhö).
- ▷ Pupillenweite (Miosis, Mydriasis).
- ▷ Spezifischer Foetor.
- ▷ Verätzung des Mund- und Rachenraumes.

Differentialdiagnostischer Überblick

Bei Bewußtseinsstörungen
- Hypoxie
- Hypoglykämie
- zerebrale Erkrankungen (Apoplex, postiktaler Zustand, SHT, intrakranielle Blutung, Meningoenzephalitis)
- Urämie, hepatisches Koma, Elektrolytstörungen
- Hyperglykämie, Coma diabeticum

Maßnahmen

➤ Zum Eigenschutz immer Handschuhe und ggf. Atemschutzmaske tragen!
➤ Dekontamination (z. B. Entfernen kontaminierter Kleidung, Hautreinigung).
➤ Bei den meisten Intoxikationen rein symptomatische Maßnahmen (Stabilisierung der Vitalfunktionen).
➤ Monitoring: EKG, kontinuierliche Blutdruckmessung, Pulsoximetrie.

Wacher Patient mit geringer Symptomatik:
➤ Sauerstoffgabe.
➤ Periphervenöser Zugang.
➤ Toxizität eruieren; über Rettungsleitstelle telefonische Information bei der nächstgelegenen Giftnotrufzentrale.
➤ Kein provoziertes Erbrechen, keine Gabe von Emetika.

Komatöser Patient:
➤ Intubation, Beatmung.
➤ Magensonde mit großer Vorsicht legen und absaugen (Magensaft asservieren).
➤ Forcierte Diurese mit Volumengabe und Furosemid (Lasix®).

Spezielle Therapie:
➤ s. spezielle Intoxikationen und Antidota.

Zielklinik

– Internistische Notfallaufnahme → Intensivstation (an Möglichkeit einer Dialyse denken).
– Bei suizidaler Absicht bevorzugt psychiatrische Notfallaufnahme mit der Möglichkeit einer intensivmedizinischen Betreuung; ggf. Zwangseinweisung.
– Transportbegleitung, Voranmeldung.

Besonderheiten

Wegen Möglichkeit des Fremdverschuldens, Eigentumssicherung, Giftsuche und Asservation Polizei hinzuziehen.

Merke: Bei Intoxikation durch Paraquat, Alkylphosphate und Cyanide ist die sofortige Magenspülung vor Ort indiziert; nur bei sehr kurzen Anfahrtswegen Spülung im Krankenhaus (Voranmeldung der Magenspülung!).

Spezielle Intoxikationen

Äthylalkohol

Symptome

Leichte Intoxikation:
- alkoholischer Foetor,
- Erregungszustände, Euphorie, u. U. pathologischer Rausch (s. Psychose).

Schwere Intoxikation:
- Verwirrtheit, Bewußtseinstrübung, Koma (narkotische Wirkung des Alkohols),
- Krampfanfälle,
- Atemdepression, Atemlähmung,
- Hypotonie, Schock,
- Hypoglykämie (besonders Kinder),
- Hypothermie.

Maßnahmen

➤ Sicherung der Atemwege, stabile Seitenlagerung.

➤ Bei tiefem Koma Intubation, Beatmung, Hyperventilation.

➤ 500–1000 ml 5 %ige Glucoselösung zur Stabilisierung des Kreislaufes infundieren.

➤ Bei Hypoglykämie Gabe von 20–40 %iger Glucose.

➤ Ggf. Sedierung mit
- Haloperidol (Haldol®) 5 mg i. v./i. m.
- Diazepam (Valium®) 2,5–5 mg i. v. (**cave:** Atemdepression).

Merke: Stets Blutzucker messen!

Besonderheiten

- Die letale Blutalkoholkonzentration beträgt 3–5 ‰ entsprechend der Einnahme von ca. 2,5 g/kg Alkohol über einen kurzen Zeitraum ($\frac{1}{2}$ Std.). Als Beispiel seien genannt:
  - 30 g reiner Alkohol für Kinder (z. B. 80 ml 40 %iger Alkohol; 300 ml Wein oder Bier),
  - ab 250 g reiner Alkohol für Erwachsene (z. B. 650 ml 40 %iger Alkohol).
- Alkoholelimination 0,15 ‰ pro Stunde.
- Kinder mit geringer Toleranz gegenüber Alkohol.
- Potenzierung der Alkoholwirkung durch andere zentral wirkende Pharmaka.

Cave:
- An die Möglichkeit einer kombinierten Intoxikation (Medikamente) denken.
- Differentialdiagnostische Abgrenzung gegenüber anderen Bewußtseinsstörungen wie SHT und intrakranielle Blutung bzw. Raumforderung.
- Schutzreflexe bei schwerer Intoxikation unzureichend → Aspirationsgefahr.

Heroin

Symptome

- Bewußtlosigkeit,
- Bradypnoe,
- Miosis (stecknadelkopfgroße Pupillen),
- Bradykardie,
- Hirn- und Lungenödem möglich.

Maßnahmen

➤ Intubation, Beatmung mit 100 % Sauerstoff, PEEP 5 cmH$_2$O.

➤ Handschuhe, Gesichtsschutz.

Cave: Möglichst kein Naloxon im Rettungsdienst → Gefährdung des Rettungspersonals (unkooperativer Patient) und des Patienten selbst (initiale Hypoxieverstärkung, Patient versucht, sich der Therapie zu entziehen, Gefahr durch Rebound des Agonisten aufgrund kurzer Halbwertszeit von Naloxon).

Alkylphosphate

Symptome

Leichte Intoxikation:
- verstärkte Sekretion (Bronchien, Speichel, Tränen, Schweiß),
- Kopfschmerz, Schwindel,
- Übelkeit,
- Bradykardie.

Mittelschwere Intoxikation (zusätzlich):
- fibrillierende Muskulatur, Krämpfe,
- Erbrechen, Durchfälle.

Schwere Intoxikation (zusätzlich):
- enge Pupillen,
- knoblauchartiger Geruch,
- Koma,
- Bronchospasmus, Zyanose, Lungenödem, Apnoe,
- Schock.

Maßnahmen

➤ Handschuhe zum Eigenschutz! (Kontaktgift).

➤ Atropin hochdosiert, bis der Speichelfluß sistiert (2 mg/min, ggf. bis zu 100 mg).

➤ Obidoxim 250 mg bzw. 4–5 mg/kg *nach* Einsetzen der Atropinwirkung (besonders bei Intoxikation mit Metasystox und E 605-forte).

➤ Dekontamination:
  – Hautreinigung (auch mit Wasser und Seife oder Natriumbicarbonat möglich).
  – Bei oraler Intoxikation: Magensonde (Giftasservation) bzw. frühzeitige Magenspülung, danach Gabe 250 ml Natriumbicarbonat, 30 g Medizinalkohle und 30 g Natriumsulfat.

➤ Intubation, Beatmung.

Cave: Keine Mund-zu-Mund-Beatmung, immer Handschuhe tragen.

Zielklinik

Internistische Notfallaufnahme, Intensivstation (an die Möglichkeit der Dialyse bzw. Hämoperfusion denken).

Besonderheiten

Toxizitätsgrade:
– extrem toxisch: Parathion (E 605-forte),
– hoch toxisch: Dementon-S-methylsulfon (Metasystox),
– sehr toxisch: Dimethoat (Roxion).
Eintritt der Symptome abhängig vom Resorptionsweg: Inhalation > oral > kutan.

Merke: Atropin antagonisiert nicht die Giftwirkung an der quergestreiften Muskulatur → frühzeitige Intubation und Beatmung.

Cyanid, H_2S (in Rauchgas, Fäulnisgas)

Symptome

– Bittermandelgeruch.
– Hellrote Hautfarbe, hellrotes Venenblut.
– Erregungszustände, Krämpfe, Bewußtseinsstörung.
– Luftnot, respiratorische Insuffizienz, Apnoe.
– Tachykardie, Schock, Herz-Kreislauf-Stillstand.

Maßnahmen

➤ Handschuhe zum Eigenschutz! (Kontaktgift).

➤ Dekontamination: Hautreinigung, Magensonde (Giftasservation) bzw. frühzeitige Magenspülung.

Nichtkomatöser Patient:

➤ Natriumthiosulfat 6 – 12 g.

Komatöser Patient:

➤ Intubation, Beatmung mit 100 % Sauerstoff.

➤ 4-DMAP-Gabe
– bei reiner Cyanidintoxikation: 3 – 4 mg/kg i. v.,
– bei zusätzlicher Rauchgasintoxikation: 1 – 2 mg/kg i. v.

➤ Natriumthiosulfat 6 – 12 g i. v. *nach* 4-DMAP (Blockierung der Zellatmung).

Cave: Keine Mund-zu-Mund-Beatmung, immer Handschuhe tragen.

Atropin (in Tollkirschen, Stechäpfel)

Symptome

– Tachykardie,
– trockene Haut, Schleimhaut,
– Mydriasis,
– Hyperthermie,
– Erregungszustände, Krämpfe,
– Bewußtseinsstörung,
– Atemlähmung (in Dosen von 100 mg).

Maßnahmen

➤ Physostigmin 2 mg (0,04 mg/kg).

Reinigungsmittel (Schaumbildner)

Symptome

– Unspezifische Symptome,
– Erbrechen (schaumig).

Maßnahmen

➤ Kein Wasser zur Verdünnung.

➤ Dimeticontropfen (sab simplex®) 10 – 30 ml.

Antidota

Atropin

Indikation	Intoxikation durch Cholinesterasehemmer
Nebenwirkung	– Hyperthermie
	– Psychosen
	– Atemlähmung
Dosis	➤ nach Wirkung (Nachlassen von Bardykardie und Speichelfluß)
	➤ Applikation von 2 mg/min (bis zu 100 mg) i. v.

4-DMAP

Indikation	Intoxikation durch
	– Cyanid
	– Schwefelwasserstoff
	– Nitrite
	– Rauchgas
Dosis	➤ 3–4 mg/kg i. v.

Merke: Nach DMAP immer Natriumthiosulfat applizieren.

Cave: Bei Hypoxieverstärkung (Bradykardie) Methylenblau als DMAP-Antidot.

Natriumthiosulfat

Indikation	Intoxikation durch
	– Cyanid
	– Schwefelwasserstoff
	– Rauchgas
	immer nach 4-DMAP geben, in leichten Fällen Monotherapie mit Thiosulfat
Dosis	➤ 50–100 mg/kg (bis 12 g) i. v.

Physostigmin

Indikation	Intoxikation durch
	– Atropin
	– Antiparkinsonmittel
	– trizyklische Antidepressiva (anticholinerges Syndrom)
Kontraindikation	– KHK
	– Asthma bronchiale

Nebenwirkung	– Bradyarrhythmie (EKG-Kontrolle) – Erbrechen – Hypersalivation
Dosis	➤ 0,04 mg/kg (bis 2 mg) langsam i. v.

Naloxon

Indikation	– Opioidintoxikation (**merke:** keine absolute Indikation für Naloxon im Rettungsdienst)
Nebenwirkung	– Opioidentzug
Dosis	➤ 0,01 mg/kg i. v.

Cave: Remorphinisierung (Wirkdauer von Naloxon nur 20 min).

Methylenblau

Indikation	Met-Hb-Intoxikation – Rauchgas – iatrogen nach 4-DMAP
Dosis	➤ 1 – 2 mg/kg i. v.

Paraffin

Indikation	– Intoxikation durch organische Lösungsmittel
Dosis	➤ 3 ml/kg in die Magensonde

Lutrol

Indikation	– Intoxikation durch organische Lösungsmittel (Ingestion und Hautkontakt)
Dosis	➤ 1,5 ml/kg in die Magensonde bzw. zur Hautreinigung

Vergiftungszentralen

(telefonischer 24-Stunden-Dienst)

Berlin	Reanimationszentrum der FU Berlin, Klinikum Charlottenburg Erwachsene 030 / 450 53 555 Kinder 030 / 19 240
Bonn	Informationszentrale gegen Vergiftungen, Universitäts-Kinderklinik 02 28 / 287-32 11
Braunschweig	Städtisches Klinikum, Kinderklinik 05 31 / 595 13 25
Freiburg	Informationszentrale für Vergiftungen, Universitäts-Kinderklinik 07 61 / 2 70 43 61
Göttingen	Giftinformationszentrale Nord Universitätsklinik Pharmakologie 05 51 / 39 20 32 oder 05 51 / 19 240 ▌Zuständig für Schleswig-Holstein, Hamburg, Bremen, Niedersachsen
Homburg / Saar	Beratungsstelle für Vergiftungsfälle, Universitäts-Kinderklinik 0 68 41 / 19 240

Mainz	Beratungsstelle bei Vergiftungen, II. Medizinische Klinik der Johannes-Gutenberg-Universität 0 61 31 / 23 24 66 oder 23 24 67 oder 19 240 ∎ Zuständig für Hessen, Rheinland-Pfalz
München	Giftnotruf München, Toxikologische Abteilung der II. Medizinischen Klinik Rechts der Isar der TU 089 / 19 240
Nürnberg	II. Medizinische Klinik, Klinikum Nürnberg, Toxikologische Intensivstation, Giftinformationszentrale 09 11 / 398 24 51, Fax 09 11 / 398 22 05

Chirurgische Notfälle

Akutes Abdomen

Anamnese

- Schmerzanamnese und -verlauf (Beginn, Lokalisation, Charakter).
- Abdominale Voroperationen, Vorerkrankungen, Medikation.
- Letzte Nahrungsaufnahme.
- Übelkeit, Erbrechen (Blut, Stuhl, Farbe, Hämatin).
- Letzter Stuhlgang, Diarrhö.
- Zyklusanamnese.

Symptome

- Abwehrspannung, abdomineller Druck- und Klopfschmerz.
- Liegen mit angezogenen Beinen.
- Übelkeit, Erbrechen.
- Blutungen (Bluterbrechen, peranaler Blutabgang, Teerstuhl).
- Schock, Zentralisation.
- Pathologische Darmgeräusche („Grabesstille", Plätschern), Wind- und Stuhlverhalt (Spätzeichen).

Differentialdiagnostischer Überblick

- Entzündungen (z. B. Appendizitis, Cholezystitis, Pankreatitis, Pyelonephritis, Colitis ulcerosa, Morbus Crohn)
- Gefäßerkrankungen (Aortenaneurysma, Mesenterialinfarkt)
- Organperforation (Ulkus, Darm)
- Ileus (z. B. Briden, Hernien, Tumoren)
- Gastrointestinale Blutungen (Ösophagus, Magen, Duodenum)
- Bauchtrauma (Organverletzungen, intraabdominale Blutung)
- Gynäkologische Ursachen (z. B. Extrauteringravidität, Adnexitis, stielgedrehte Ovarialzyste)
- Extraabdominale Ursachen (Myokardinfarkt, Pneumonie, Intoxikation, akuter Harnverhalt, Hyperglykämie, Porphyrie)

Maßnahmen

- Monitoring: EKG, kontinuierliche Blutdruckmessung.
- Lagerung mit angezogenen Beinen unterstützen (Kniepolster).
- Analgesie.
- Sauerstoffgabe.

➤ Volumentherapie.

➤ Butyl-Scopolamin (Buscopan®) und Nitroglycerin-Spray bei Koliken.

Merke:
– Bei Schock und / oder stärksten Schmerzen ist die präklinische Narkoseeinleitung, Intubation und Beatmung zwingend.
– Bei stabilem Kreislauf und bei für den Patienten erträglichen Schmerzen eher keine Analgesie.
– Magensonde präklinisch meist entbehrlich; keine Magensonde bei Verätzungen des Ösophagus und Ösophagusvarizen.

Zielklinik

Chirurgische Notfallaufnahme.

Gastrointestinale Blutung

Anamnese

- Vorerkrankungen, Dauermedikation (Corticosteroide, Antiphlogistika, Antikoagulanzien).
- Ulkus- und Gastritisanamnese.
- Streß (posttraumatisch, postoperativ).
- Leberzirrhose, Alkoholabusus.
- Colitis ulcerosa, Morbus Crohn.

Symptome

Obere gastrointestinale Blutung (Ösophagusvarizen, Magen, Duodenum)
- Kaffeesatzerbrechen, Hämatemesis,
- Teerstuhl (nach Stunden),
- hämorrhagischer Schock.

Blutungen aus dem unteren Dünndarm
- Unklarer hämorrhagischer Schock,
- Teerstuhl.

Blutungen aus dem unteren Gastrointestinaltrakt
- Stuhl mit Blutbeimischung, Blutauflagerung,
- frisches Blut rektal,
- hämorrhagischer Schock seltener.

Differentialdiagnostischer Überblick

- Akutes Abdomen

Maßnahmen

Stabilisierung des Kreislaufs:
➤ Großlumige venöse Zugänge.
➤ Volumengabe.

Zusätzlich bei oberer gastrointestinaler Blutung
Sicherung der Atemwege:
➤ Absaugen, stabile Seitenlage, Sauerstoffgabe.
➤ Intubation und Beatmung bei
  - respiratorischer Insuffizienz,
  - aggressiver Volumengabe (Therapie eines Volumenmangelschocks),
  - Bewußtseinsstörungen und eingeschränkten Schutzreflexen (**cave:** Aspirationsgefahr bei oberer gastrointestinaler Blutung).

Zielklinik

– Chirurgische Notfallaufnahme.
– Bei Ösophagusvarizenblutung: chirurgische oder internistische Notfallaufnahme (Möglichkeit zur Sklerosierung).

Besonderheiten

Häufigkeit der gastrointestinalen Blutungsursachen:

↪ Blutungen aus dem oberen Gastrointestinaltrakt (ca. 90 % aller Fälle):
  – peptisches Ulkus (U. ventriculi / duodeni) ca. 30 %,
  – erosive Gastritis bzw. Duodenitis ca. 30 %,
  – Ösophagusvarizenblutung ca. 10 %.
↪ Blutungen aus dem unteren Gastrointestinaltrakt (ca. 10 % aller Fälle):
  – Alter < 25 Jahre: Meckel-Divertikel,
  – Alter < 60 Jahre: Tumorleiden, Kolondivertikulose,
  – Alter > 60 Jahre: Tumorleiden, Angiodysplasien, Mesenterialthrombose.

Akuter Arterienverschluß

Anamnese

– absolute Arrhythmie bei Vorhofflimmern,
– Z. n. Myokardinfarkt,
– Z. n. Herzklappenersatz.

Symptome

„Sechs P":
 ○ **P**ain: Schmerz (heftig, peitschenschlagartig einsetzend).
 ○ **P**aleness: Blässe und Temperaturdifferenz zur kontralateralen Seite.
 ○ **P**ulslessness: Pulsverlust (immer beidseits periphere Pulse und Femoralispuls prüfen).
 ○ **P**aresthesia/Paralysis: Parästhesie Lähmungen bei länger (über Std.) bestehendem Verschluß.
 ○ **P**rostation: Erschöpfung, Schock.

Differentialdiagnostischer Überblick

– Tiefe Beinvenenthrombose
– Phlegmasia coerulea dolens
– Ischialgie
– Muskelfaserriß

Maßnahmen

➤ Extremität tief und schonend (Polsterung) lagern, Oberkörper hochlagern.

➤ Volumenzufuhr.

➤ Morphin 5 – 10 mg i. v.

➤ Heparin 5000 IE i. v.

Zielklinik

Chirurgische Notfallaufnahme (Gefäßchirurgie).

Merke:
– Wegen der Gefahr von Blutungen unter Fibrinolysetherapie keine i. m. Injektionen.
– Zentralvenenkatheter nur bei fehlender peripherer Zugangsmöglichkeit.

Polytrauma

Anamnese

Unfallmechanismus eruieren, z. B. Fahrer, Beifahrer, Fahrrad, Motorrad, Fußgänger, Absturz aus welcher Höhe? (Rückschluß auf mögliche Verletzungen).

> **Merke:** Ein Patient ist als polytraumatisiert anzusehen, wenn Verletzungen von mindestens zwei Körperregionen vorliegen, wobei durch eine betroffene Region oder die Summe der Verletzungen Lebensgefahr besteht.

Symptome

Zuerst Erfassung akut lebensbedrohlicher Störungen:
- Bewußtlosigkeit, Pupillendifferenz
- Ateminsuffizienz (Luftnot, Stridor, Schnappatmung, Apnoe)
- hämorrhargischer Schock, Schock bei Spannungspneumothorax, bei hohem Querschnitt oder bei Perikardtamponade (sehr selten)

Beim wachen Patienten problemorientierte Diagnostik:
- Welche Beschwerden bzw. Schmerzen gibt der Patient an?

Nach Sicherung der Vitalfunktionen weiterführende Diagnostik „von Kopf bis Fuß“:
- Bewußtsein (Glasgow-Koma-Skala, s. Schädel-Hirn-Trauma), Pupillen (Seitendifferenz, Lichtreaktion).
- Schädel (Blutung aus Mund, Nase oder Ohr).
- Herz-Kreislauf-Funktion (fortlaufend Kontrolle von Blutdruck und Herzfrequenz).
- Atemfunktion (Schmerzen, Prellmarken, Luftnot, Rippenfrakturen, instabiler Thorax, Hämatopneumothorax, Hautemphysem).
- Wirbelsäule (Schmerzen, Druckschmerz).
- Neurologie (Sensibilität, Motorik → Halbseiten- oder Querschnittsymptomatik).
- Abdomen (Prellmarken, Schmerzen, Abwehrspannung, akutes Abdomen, Liegen mit angezogenen Beinen).
- Becken (sagittale und seitliche Stabilität, Blut aus Harnröhre).
- Extremitäten (Wunden, Hämatome, Frakturen, Luxationen, Durchblutung, Sensibilität, Motorik).

Maßnahmen

➤ Halskrawatte (z. B. Stiff neck) schon zur Rettung und Umlagerung anlegen (HWS-Trauma bis zum Beweis des Gegenteils annehmen, besonders bei bewußtlosen Patienten).
➤ Patienten mittels Schaufeltrage auf Vakuummatratze lagern (immer Wirbelsäulenverletzung unterstellen).

➤ Bewußtlose Patienten zur Untersuchung vollständig entkleiden (Kleidung aufschneiden), RTW aufheizen (Wärmeverluste), Patient zudecken.

➤ Monitoring: EKG, kontinuierliche Blutdruckmessung, Pulsoximetrie (im Schock wegen Zentralisation des Kreislaufes nur bedingt verwendbar).

➤ 3 – 4 großlumige venöse Zugänge.

➤ Großzügige Volumenzufuhr:
  – Mindestens 1000 – 2000 ml kristalloide Lösung sofort infundieren.
  – Danach kristalloide und kolloidale Lösungen (Plasmaersatzstoffe) im Verhältnis 1 : 1 infundieren.
  – Es können bis zu 5000 ml Infusion erforderlich sein.

➤ Analgesie (Analgetika titrierend applizieren; **cave:** Atemdepression bei Opioidgabe):
  – Morphin 10 – 15 – 20 mg i. v.
  – Fentanyl 0,1 – 0,2 mg i. v.
  – Ketamin (Ketanest®) 1 mg/kg i. v.

➤ Narkose bei Schock und/oder stärksten Schmerzen (Indikation ist großzügig zu stellen):
  – Narkoseeinleitung (s. präklinische Narkoseeinleitung).
  – Narkoseführung mit Fentanyl (z. B. 0,25 mg alle 20 min) und Sedativa oder Hypnotika (z. B. Diazepam [Valium®], Etomidat [Etomidat-Lipuro®] oder Thiopental [Trapanal®]).

Bei Pneumothorax

➤ Primäre Entlastung durch mehrere Braunülen der Größe 3,0 (8 cm Subklavianadel) oberhalb der 3. Rippe in der Medioklavikularlinie.

➤ Bei unzureichender Wirkung Monaldi-Drainage.

Bei Schädel-Hirn-Trauma

➤ Oberkörper 15° – 30° hochlagern, wenn syst. Blutdruck > 100 mmHg.

➤ Intubation, Beatmung mit 100 % Sauerstoff, Hyperventilation (Atemminutenvolumen mindestens 12 l/min).

➤ Narkoseführung mit Thiopental (Trapanal®) und Fentanyl.

➤ Sorgfältige Dokumentation der Neurologie.

Bei Frakturen

➤ Frakturreposition bei grober Fehlstellung, Nerven- und Gefäßbeteiligung bzw. bei Weichteilgefährdung unter ausreichender Analgesie oder Narkose; anschließend Retention mit Jet-Bandage oder Vakuumkissen (Extremitätenverletzungen).

Zielklinik

– (Unfall)chirurgische Notfallaufnahme (Zentrum); Voranmeldung; bei aufwendiger Rettung oder langen Anfahrtswegen beschriftete Kreuzprobe durch Polizei oder Feuerwehr zur Zielklinik.
– Neurochirurgische Notfallaufnahme, wenn ein Schädel-Hirn-Trauma ohne thorakale oder abdominale Begleitverletzung vorliegt.

Merke:
– Schocktherapie heißt Volumensubstitution *und* Beatmung.
– Bei volumenrefraktärer Hypotonie und Bradykardie an Quer-
  schnitt denken (Wirbelsäulentrauma).
– Bei volumenrefraktärer Hypotonie und Tachykardie an innere
  Blutung denken.
– Besonders bei Transport > 10 km tagsüber an Transport mit
  Rettungshubschrauber denken.

Polytrauma

Atmung vorhanden? ja ◄   ► nein

Primärtherapie

ja:
- peripher venöser Zugang
  Volumensubstitution
  mind. 1 Liter

- Pharmakotherapie
  – Analgesie, Sedierung
  Narkoseeinleitung

- Intubation, Beatmung mit
  100 % O_2
  Hyperventilation

nein:
- Intubation, Beatmung mit
  100 % O_2
  Hyperventilation
  ggf. Herzdruckmassage

- peripher venöser Zugang
  Volumensubstitution
  mind. 1 Liter

- Pharmakotherapie
  – Analgesie, Sedierung
  – ggf. Catecholamine

- Blutstillung
  Entlastung eines Pneumothorax

- Reposition
  Stabilisierung und Lagerung

- Rettung
  Transport in den Rettungswagen

Sekundärtherapie

- **weitere großlumige Venenzugänge**

- **differenzierte Pharmako- und
  Volumentherapie (2 – 4 Liter)**

- **differenzierte Beatmungs-
  therapie und Lagerung**

- **Wundversorgung
  ggf. Thoraxdrainage**

- **Transport in die Zielklinik**

Thoraxtrauma

Anamnese

⟳ Unfallmechanismus eruieren (Thoraxtrauma in mindestens 50 %
der polytraumatisierten Patienten!).
⟳ *Ursachen für ein Thoraxtrauma:*
  – Aufprall auf das Lenkrad, Einklemmung, Sturz aus größer
    Höhe (stumpfes Thoraxtrauma).
  – Schuß- und Stichverletzungen (spitzes Thoraxtrauma).

Symptome

⟳ Atemabhängiger Thoraxschmerz, Dyspnoe, Zyanose.
⟳ Paradoxe Atmung, einseitig vermindertes oder aufgehobenes
Atemgeräusch, einseitige Atemexkursion.
⟳ Hautemphysem.
⟳ Prellmarken, instabiler Thorax, äußere Verletzungen.

Akute vitale Gefährdung durch
⟳ Schock bei (Spannungs-)Pneumothorax, Hämatopneumothorax
oder Herzbeuteltamponade.

Differentialdiagnostischer Überblick /
Begleitverletzungen

  – Rippenfrakturen
  – Trachea- und Bronchusverletzung
  – Hämatothorax
  – Aortenruptur
  – Herzkontusion (Arrhythmie)
  – Zwerchfellruptur (meist linksseitig), Enterothorax
  – Bauchtrauma, besonders Leber- und Milzverletzung
    (Fraktur der unteren Rippen)
  – SHT
  – Wirbelsäulenverletzung

Maßnahmen

➤ Monitoring: EKG, kontinuierliche Blutdruckmessung, Pulsoxime-
trie (im Schock nur bedingt verwendbar).
➤ Kreislaufstabilisierung, Volumentherapie.
➤ Sauerstoffgabe.
➤ Analgesie.

Indikation zur Intubation und Beatmung:
➤ Intubation bei Dyspnoe, Hypoxämie ($SpO_2 < 90$), instabilem Tho-
rax oder aus extrathorakaler Ursache (z. B. Polytrauma, SHT,
Schock).

➤ Bei isoliertem Thoraxtrauma mit Wachheit, stabilem Thorax, stabilen Kreislaufverhältnissen und fehlender Dyspnoe ($SpO_2 > 90$) primär keine Intubation.

Bei Pneumothorax:

➤ Primäre Entlastung durch mehrere Braunülen der Größe 3,0 (8-cm-Subklavianadel) oberhalb der 3. Rippe in der Medioklavikularlinie.
➤ Bei unzureichender Wirkung Monaldi-Drainage.

Bei offener Thoraxverletzung:

➤ Luftdurchlässiger, steriler Verband.

Zielklinik

Chirurgische Notfallaufnahme (thoraxchirurgische Versorgung), Voranmeldung.

Cave:
– Nach Intubation ist die Entwicklung eines Spannungspneumothorax unter Beatmung jederzeit möglich; Beatmungsdruck präklinisch als einziger Hinweis → ständige Entlastungs- bzw. Drainagebereitschaft.
– Wenn unter Spontanatmung ein Hautemphysem entsteht, ist eine Thoraxdrainage nach Intubation und Beatmung zwingend.
– Thoraxdrainage präklinisch niemals unterhalb der Mamille; keine Bülau-Drainagen.

Bauchtrauma

Anamnese

▷ Unfallmechanismus eruieren.
▷ *Stumpfes Bauchtrauma:*
   – Meist durch Verkehrsunfall (z. B. Lenkrad, Zweiradlenker, 2-Punkt-Gurt hinten).
   – Bauchtrauma in über 40 % der polytraumatisierten Patienten.
   – In Zusammenhang mit Trauma im Bereich der unteren Thoraxapertur (besonders Kinder mit weichem Thorax, z. B. Milzruptur durch Fahrradlenker).
▷ *Spitzes Bauchtrauma:*
   – bei Schuß- und Stichverletzungen unterhalb des 6. ICR → Verletzung abdominaler Organe möglich.

Symptome

▷ Prellmarken im Bereich des Abdomens und der unteren Thoraxapertur; äußere Verletzungen.
▷ Bauchschmerzen.
▷ Abwehrspannung, Liegen mit angezogenen Beinen.
▷ Schocksymptomatik.
▷ Hämaturie.

Differentialdiagnostischer Überblick / Begleitverletzungen

Intraabdominale bzw. retroperitoneale Verletzungen (Häufigkeit)
– Milz   (25 %)
– Niere   (25 %)
– Leber   (17 %)
– Dünndarm   (7 %)
– Harnblase   (6 %)
– Dickdarm   (3 %)
Begleitverletzungen
– Thoraxtrauma, Rippenfraktur
– SHT
– Wirbelsäulenverletzung
– Zwerchfellruptur (selten, aber dann oft übersehen)
– Aortenruptur

Maßnahmen

➤ Genaue Dokumentation des Befundes.
➤ Analgesie.
➤ Sauerstoffgabe.

➤ 3 – 4 großlumige venöse Zugänge.
➤ Schockbekämpfung.
➤ Präklinische Narkoseeinleitung bei vitaler Gefährdung (Schock, Bewußtseinsstörung, Dyspnoe).

Merke:
– Bei Schock und / oder stärksten Schmerzen ist die präklinische Narkoseeinleitung, Intubation und Beatmung zwingend.
– Bei stabilem Kreislauf und bei für den Patienten erträglichen Schmerzen eher keine Analgesie.

Zielklinik

– Chirurgische Notfallaufnahme (isoliertes Bauchtrauma).
– Chirurgisches Zentrum (Bauchtrauma im Rahmen eines Polytraumas).

Schädel-Hirn-Trauma

Anamnese

Unfallmechanismus eruieren, in der Regel direkte oder indirekte Gewalteinwirkung (Beschleunigungskräfte) auf den Kopf.

Merke:
- Schädel-Hirn-Trauma (SHT) bei über 80 % der polytraumatisierten Patienten.
- In 10 % der Fälle liegt beim SHT eine begleitende HWS-Verletzung vor.

Definition

SHT I. Grades
- Commotio cerebri (kein Substanzdefekt).
- Initial kurze Bewußtlosigkeit (bis zu 5 min), retrograde Amnesie.
- Selten neurologische Ausfälle (Abklingen innerhalb von Tagen).

SHT II. Grades
- Leichte Hirnkontusion.
- Initiale Bewußtlosigkeit bis zu einer Stunde.
- Neurologische Ausfälle (über mehrere Wochen).

SHT III. Grades
- Schwere Hirnkontusion.
- Tiefe Bewußtlosigkeit über Stunden bis Tage.
- Meist keine restitutio ad integrum.

Offenes SHT
- SHT mit Verletzungen der Dura (Schädelbasisfraktur, Schuß- oder Stichverletzungen).

Epidurales und subdurales Hämatom
- Häufig freies Intervall mit sekundärer Eintrübung.

Symptome

- Bewußtseinstrübung, Koma.
- Respiratorische Insuffizienz, mechanische Atemwegsverlegung, verminderte Schutzreflexe.
- Bradykardie und Hypertonie als Hinweis auf Hirndruck (Spätzeichen).
- Pupillendifferenz → Alarmzeichen für beginnende Einklemmung.
- Neurologische Symptome:
  - Hemi- oder Tetraparese,
  - Beuge- oder Strecksynergismen,
  - Krampfanfälle.

➪ Erbrechen.
➪ Blut oder Liquor aus Nase, Ohr oder Wunde (Tupferprobe).
➪ Monokel- oder Brillenhämatom.
➪ Prellmarken, Weichteilverletzungen.
➪ Beurteilung der Bewußtseinslage entsprechend der **Glasgow-Koma-Skala:**

Augenöffnen		beste verbale Antwort		beste motorische Antwort	
spontan	4	orientiert	5	befolgt Aufforderung	6
auf Anruf	3	verwirrt	4	gezielte Schmerzabwehr	5
auf Schmerz	2	einzelne Wörter	3	ungezielte Schmerzabwehr	4
nicht	1	unverständliche Laute	2	Beugesynergie	3
		keine	1	Strecksynergie	2
				keine	1

Differentialdiagnostischer Überblick

– Unfall als Folge einer Bewußtseinsstörung anderer Genese

Maßnahmen

Commotio cerebri

➤ Periphervenöser Zugang, Infusion, Kreislaufstabilisierung.
➤ Transportbegleitung.

SHT II°–III°

➤ Intubation, Beatmung mit 100 % Sauerstoff, Hyperventilation.
➤ Kreislaufstabilisierung (syst. Blutdruck von 140–160 mmHg anstreben).
➤ Lagerung:
  – Kopf in Neutral-Null-Position fixieren, Halskrawatte ("stiff neck") schon zur Rettung und Umlagerung,
  – Vakuummatratze,
  – Oberkörper 30° hochlagern, wenn syst. Blutdruck > 100 mmHg.
➤ Narkoseführung mit Thiopental (Trapanal®) und Fentanyl (bei Hypotonie statt Thiopental besser Etomidat [Etomidat-Lipuro®] verwenden → geringere hämodynamische Nebenwirkung).

Zielklinik

– Neurochirurgische Notfallaufnahme bei SHT ohne thorakale oder abdominale Begleitverletzung.
– Chirurgisches Zentrum, wenn thorakale oder abdominale Verletzungen im Vordergrund stehen.

Besonderheiten

HWS-Verletzung
Im Rahmen eines SHT liegt in 10 % der Fälle eine HWS-Verletzung vor.

Bis zum Beweis des Gegenteils ist eine HWS-Verletzung anzunehmen; daher ist bei Schädel-Hirn-Traumatisierten immer folgendes zu beachten:

– Zur Rettung, Umlagerung und Intubation Kopf mit Hilfe einer Halskrawatte ("stiff neck") in Neutral-Null-Position fixieren.
– Abnehmen eines Sturzhelms immer mit zwei Helfern; dabei muß die HWS ständig durch einen Helfer in Neutral-Null-Position fixiert werden!

Cave: Keine Meningismusprüfung → Anteflexion der HWS mit Gefahr des hohen Querschnitts bei HWS-Frakturen.

Wirbelsäulenverletzung

Anamnese

Unfallmechanismus eruieren.

> **Merke:**
> – Beim Polytraumatisierten liegt in 10 % der Fälle eine Wirbelsäulenverletzung vor.
> – Beim Schädel-Hirn-Verletzten liegt in 10 % der Fälle eine HWS-Verletzung vor.

Symptome

↪ Schmerzen im Bereich der Wirbelsäule.
↪ Zeichen eines Querschnitts:
  – Paraplegie, Parästhesie,
  – Harn- und Stuhlinkontinenz.
↪ Bradykardie, Hypotonie (durch Volumengabe schwer therapierbar).
↪ Respiratorische Insuffizienz:
  – Querschnitt bei C7: Ausfall der Atemhilfs- und der Bauchmuskulatur.
  – Querschnitt oberhalb C4: zusätzlich Ausfall der Zwerchfellmuskulatur.

Maßnahmen

➤ Rettung und Lagerung mit größter Vorsicht (bei jedem Polytrauma Wirbelsäulenverletzung unterstellen):
  – Abnehmen eines Sturzhelms immer mit zwei Helfern; dabei muß die HWS ständig durch einen Helfer in Neutral-Null-Position fixiert werden!
  – Halskrawatte ("stiff neck") schon zur Rettung und Intubation anlegen.
  – Rettung und Umlagerung mit mehreren Helfern (Schaufelgriff, Brückengriff) oder mittels Schaufeltrage.
  – Lagerung auf Vakuummatratze.
  – Zur Intubation Kopf in Neutral-Null-Position fixieren (evtl. "stiff neck"; wenn unbedingt erforderlich, geringe Reklination möglich).
➤ Monitoring: EKG, kontinuierliche Blutdruckmessung.
➤ Sauerstoffgabe.
➤ Analgesie (Morphin).
➤ Infusion.

Bei spinalem Schock:

➤ Glucocorticoide hochdosiert:
  – 6-Methylprednisolon (Urbason®) 30 mg/kg i. v. über 15 min applizieren.
➤ Bei Sympathikolyse (Hypotonie, Bradykardie, periphere Vasodilatation):
  – Volumengabe unter Zufuhr von Dopamin 400 – 1200 µg/min i. v. (200 mg in 500 ml Infusionslösung → 20 – 40 – 60 Tr./min).
  – Ggf. zusätzliche Applikation von Adrenalin (Suprarenin®) 2 – 6 µg/min i. v. (1 mg in 500 ml Infusionslösung → 20 – 40 – 60 Tr./min).
➤ Intubation bei respiratorischer Insuffizienz.

Zielklinik

– Neurochirurgische Notfallaufnahme bei Wirbelsäulenverletzungen (und SHT) ohne thorakale oder abdominale Begleitverletzung.
– (Unfall)chirurgisches Zentrum, wenn thorakale oder abdominale Verletzungen im Vordergrund stehen.

Cave:
– Manipulationen an der Wirbelsäule im Rahmen von Rettung, Lagerung, Diagnostik oder Intubation (besonders HWS) strikt vermeiden → Kopf in Neutral-Null-Position fixieren. Vor allem Anteflexion der HWS vermeiden (Gefahr des hohen Querschnitts und besonders bei Fraktur des 1. und 2. Halswirbels Gefahr des Herz-Kreislauf-Stillstandes durch Druck auf den Hirnstamm).
– Überschießende Volumentherapie bei hohem Querschnitt kann durch den Ausfall der sympathischen Regulationsmechanismen zur akuten Herzinsuffizienz und zum Lungenödem führen.
– Bei inkomplettem traumatischen Querschnitt mit progredienter Symptomatik ist das Intervall bis zur operativen Dekompression des Rückenmarks von entscheidender Bedeutung → zügiger Transport, Voranmeldung.

Extremitätenverletzungen

Anamnese

↪ Unfallhergang erfragen.

↪ *Bei Frakturen:*
  – Verdacht auf pathologische Fraktur bei fehlendem Trauma (NPL, Osteoporose).
  – Bei alten Patienten immer an Schenkelhalsfraktur denken.

↪ *Bei Luxationen:*
  – Habituelle Luxation.

Symptome

Bei Frakturen
↪ Sichere Frakturzeichen:
  – abnorme Beweglichkeit,
  – Fehlstellung,
  – Crepitatio.
↪ Unsichere Frakturzeichen:
  – Schmerz,
  – Schwellung,
  – Hämatom,
  – gestörte Funktion.
↪ Offene Fraktur:
  – Grad I: Durchtrennung der Haut mit fehlender oder geringer Weichteilkontusion.
  – Grad II: Durchtrennung der Haut, umschriebene Haut- und Weichteilkontusion, mittelschwere Kontamination.
  – Grad III: breite Hauteröffnung mit schwerer Weichteiltraumatisierung, starke Wundkontamination.
↪ Schenkelhalsfraktur: Verkürzung, Außenrotation.

Bei Luxationen
↪ Schmerz,
↪ Gelenkdeformität,
↪ federnde Fixation,
↪ Funktionseinschränkung.

> **Merke:** Bei Luxationen und Frakturen immer periphere Pulse, Sensibilität und Motorik prüfen.

Maßnahmen

➤ Analgesie (Morphin, Ketamin [Ketanest®], Fentanyl).

➤ Volumengabe.

➤ Reposition: unter ausreichender Analgesie oder Narkose bei grober Fehlstellung, Nerven- und Gefäßbeteiligung, Weichteilgefährdung.

➤ Retention: distale Extremität mittels Jet-Bandage oder Vakuumkissen, proximale Extremität in Vakuummatratze einmodellieren.

➤ Offene Frakturen und Amputationszonen steril abdecken; bei starker Wundverschmutzung Spülung mit kristalloiden Infusionslösungen.

➤ Amputate zum Transport in Amputatbeutel (unmittelbaren Kontakt mit Eis vermeiden).

Zielklinik

– Unfallchirurgische Notaufnahme.
– Bei isolierter Amputationsverletzung → Klinik mit Replantationschirurgie.

Besonderheiten

⤳ Patienten immer entkleiden (ggf. Kleidung aufschneiden).
⤳ Grobe Fehlstellungen müssen vor Ruhigstellung reponiert werden.
⤳ Vor und nach einem Repositionsmanöver Gefäß- und Nervenstatus dokumentieren.

⤳ *Blutverlust:*
  – Oberarm: 1000 ml,
  – Unterarm: 500 ml,
  – Oberschenkel: 2000 ml,
  – Unterschenkel: 1000 ml.

Organisation und Logistik

Todesfeststellung

Anamnese

– Feststellungen zu Person, Sterbeort und -zeit.
– Akute Erkrankung, Vorerkrankungen, Medikamente, Krankenhausaufenthalte, Hausarzt.

Symptome

Sichere Todeszeichen
⇨ Totenflecke,
⇨ Totenstarre,
⇨ Fäulnis.

Unsichere Todeszeichen
⇨ Lebloser Patient,
⇨ Apnoe,
⇨ Pulslosigkeit, Asystolie im EKG (maximale Verstärkung),
⇨ Abkühlung, Vertrocknungen,
⇨ erfolglose CPR.

Leichenschau

➤ Kleidung entfernen, Inspektion der Leiche von allen Seiten bei guter Beleuchtung.
➤ Inspektion des Umfeldes (Ausweis, Krankenunterlagen, Medikamente, Anhalt für Suizid etc.)

Nicht natürlicher Tod – Hinweise
⇨ Hände und Fußsohlen auf Strommarken untersuchen.
⇨ Injektionsstiche (auch an atypischer Stelle).
⇨ Verletzungen (Haut, Knochen, Kopf, Strangulation, Genital- und Analbereich).
⇨ Hautrötung, -blasen (Intoxikation).
⇨ Dunsung und Blaufärbung des Gesichts (Blutstau).
⇨ Punktförmige Blutungen der Konjunktiven, Gesichtshaut und Mundschleimhaut (Strangulation).

Todeszeitbestimmung
⇨ Leichenauskühlung (unsicheres Kriterium): Einflüsse durch Bedeckung, Fettgewebe, Umgebungstemperatur; Kälte verzögert, Wärme beschleunigt die nachgenannten Prozesse.
⇨ Totenflecke:
  – deutliches Auftreten 30 min,
  – Umlagerbarkeit 6 – 12 Std.,
  – Wegdrückbarkeit 12 – 18 Std.,

▷ Totenstarre:
  – Kiefer: Beginn nach 30 min, Lösung nach 4 Std.,
  – vollständige Ausbildung 6 – 9 Std.,
  – Beginn der Lösung 50 – 300 Std.
▷ Todeszeit kann selten exakt bestimmt werden; im Zweifel die Auf-
  findezeit dokumentieren.

Merke:
– Bei Zeichen eines nichtnatürlichen Todes bzw. Gewalteinwirkung
  nach der Todesfeststellung keine Veränderungen an der Leiche
  und am Umfeld vornehmen → Polizei benachrichtigen.
– Unfall und Suizid sind auch nicht natürliche Todesursachen.
– Bei Unsicherheit bezügl. des natürlichen Todes → „Todesursache
  ungeklärt" eintragen und Polizei hinzuziehen.

Besonderheiten

– Identifikation des Toten immer mittels Paß, niemals nach Angaben
  von Dritten; falls kein Paß auffindbar, unter Personalien „unbekannt" vermerken und Identifizierung durch Polizei veranlassen.
– Der Totenschein ist ein Dokument; Falschausstellung (besonders
  im Teil Todesart und -ursache), wenn auch nur fahrlässig, ist als
  Ordnungswidrigkeit strafbar.
– Wenn immer möglich, den zuletzt behandelnden Arzt anrufen (Informationen, die die Bescheinigung eines natürlichen Todes sichern können; Informationen über Krankheiten nach Bundesseu-
  chengesetz).
– Leichenschau bei Zeitnot: neuer Einsatz hat Vorrang vor gründli-
  cher Leichenschau; Hausarzt und Polizei anfordern; RTW zur Sicherung der Einsatzstelle zurücklassen und Einsatz übernehmen.

Merke: Bei Patienten mit Intoxikationen, Unterkühlung und
schweren Verletzungen kann es zur irrtümlichen Todesfeststellung
kommen (Vita minima) → EKG-Kontrolle obligat.

Notfallmedizinische Grundbegriffe, Rechtslage

Struktur des Rettungswesens

Das Rettungswesen setzt sich zusammen aus dem *Rettungs-* und dem *Notarztdienst*.

Durch die Rettungsdienstgesetze ist auf Länderebene die Organisation des Rettungswesens festgelegt. Träger des Rettungsdienstes sind in der Regel die Städte oder die Kommunen. Durchgeführt wird der Rettungsdienst von den Feuerwehren (nördliche Bundesländer) oder von den Hilfsorganisationen (südliche Bundesländer).

Im Notarztdienst werden in der Regel *Krankenhausärzte* eingesetzt (Kooperationsvertrag zwischen den Trägern des Rettungsdienstes und den Krankenhausträgern), zum Teil aber *auch niedergelassene Ärzte* (Bayern, Baden-Württemberg).

Notarztsysteme

▷ Stationssystem: Stationierung des Notarztes, der Rettungsassistenten sowie des Notarztwagens (NAW) am Krankenhaus (seltener auch in einer Feuerwache).
▷ Rendezvous-System: getrennte Stationierung von Rettungswagen (RTW) und Notarzteinsatzfahrzeug (NEF).
▷ Luftrettungssystem: durch den Einsatz von Rettungshubschraubern (RTH) schneller Transport des Notarztes in entlegene Regionen; Primärtransport eines Patienten in entfernte Fachkliniken; Sekundäreinsatz (dringlicher Verlegungstransport) Ergänzung zum bodengebundenen Rettungsdienst.

Ausrüstung im Rettungsdienst

Die Ausrüstung im Rettungsdienst ist durch DIN-Normen vorgeschrieben (DIN 75080 Teil 1–3 für RTW; DIN 75079 für NEF) und beschreibt die Mindestausrüstung. Die im Anhang aufgelistete Ausrüstung zeigt am Beispiel des Rettungsdienstes der Stadt Bonn eine zum Teil über die DIN-Anforderungen hinausgehende Ausstattungsvariante.

Berufsrecht im Rettungsdienst

Qualifikation des Notarztes

Die Qualifikation des Notarztes ist seit Anfang 1984 an den Besitz des Fachkundenachweises „Rettungsdienst" gebunden, sofern dies gemäß der Empfehlung der Bundesärztekammer in den Rettungsdienstgesetzen der einzelnen Bundesländer festgelegt ist.

Der Träger des Notarztdienstes hat zu prüfen, ob der eingesetzte Notarzt die erforderliche Qualifikation (Fachkunde) besitzt.

Haftung und Versicherungsschutz des Notarztes

▷ Für Behandlungsfehler, die ein Krankenhausarzt in Erfüllung seiner Dienstaufgabe als Notarzt verursacht, haftet der Krankenhausträger. Der Arzt selber kann nur dann haftbar gemacht werden, wenn er grob fahrlässig oder vorsätzlich gehandelt hat.

▷ Ein als Notarzt tätiger niedergelassener Arzt kann für Behandlungsfehler vom geschädigten Patienten unmittelbar haftbar gemacht werden.

▷ Krankenhausärzte sind in der Regel über den Arbeitgeber versichert (ggf. zusätzlich eigene Unfall- und Berufshaftpflichtversicherung notwendig).

▷ Ärzte, die als Notarzt freiberuflich oder im Rahmen eines von der Kassenärztlichen Vereinigung organisierten Notarztdienstes tätig sind, sollten zuerst ihren Versicherungsschutz im Falle von Haftpflichtansprüchen und Arbeitsunfällen sicherstellen.

Notärztliche Behandlungspflicht

▷ Aus der Garantenstellung für den Notfallpatienten ergibt sich die notärztliche Behandlungspflicht.

▷ Ärztliche Maßnahmen bedürfen grundsätzlich der Aufklärung bzw. der Einwilligung des Patienten. Je dringlicher der Eingriff, desto knapper kann die Aufklärung ausfallen.

▷ Bei bewußtlosen oder aufgrund einer lebensgefährlichen Erkrankung nicht entscheidungsfähigen Patienten entscheidet der Notarzt über die Durchführung der ärztlichen Maßnahmen (Geschäftsführung ohne Auftrag nach dem mutmaßlichen Willen des Patienten).

▷ Verweigert ein Patient die ärztliche Behandlung, so sollten ihm die Behandlungsbedürftigkeit und die Tragweite seiner Entscheidung nachdrücklich erläutert werden. Will der Patient sich dennoch nicht behandeln lassen, hat der Notarzt diese Entscheidung, die Geschäftsfähigkeit des Patienten vorausgesetzt, zu respektieren. Die Verweigerung der ärztlichen Behandlung sollte immer dokumentiert und vom Patienten unterzeichnet werden.

▷ Nach einem Suizidversuch ist der Notarzt zur Hilfe verpflichtet (der Wille des Patienten hat dann gemäß Rechtsprechung keine Gültigkeit mehr).

Rechtliche Stellung des Rettungsassistenten

– Bei der Behandlung des Notfallpatienten trifft der Arzt die notwendigen medizinischen Entscheidungen. Rettungssanitäter (RS) bzw. -assistenten (RA) haben unter anderem die Aufgabe, ärztlich angeordnete Maßnahmen auszuführen (Erfüllungsgehilfe). Der Notarzt hat die Durchführung dieser Maßnahmen zu überwachen.

– Ist der Notarzt (noch) nicht anwesend, so darf ein Rettungssanitäter bzw. -assistent ärztliche Maßnahmen nur dann anwenden, wenn sich ein lebensbedrohlicher Zustand des Patienten durch nichtärztliche Maßnahmen nicht abwenden läßt (Notkompetenz). Dabei sollen diejenigen Maßnahmen durchgeführt werden, die der Rettungssanitäter bzw. -assistent beherrscht und die für die jeweilige Situation am wenigsten invasiv sind.

Rechtliche Stellung des Notarztes zu staatlichen Institutionen

Der Notarzt unterliegt grundsätzlich der ärztlichen Schweigepflicht. Von der Einhaltung der Schweigepflicht darf nur dann abgewichen werden, wenn

- der Patient den Notarzt von seiner Schweigepflicht entbindet,
- dies dem mutmaßlichen Willen des Patienten gleichkommt (z. B. bei bewußtlosen Patienten),
- der Notarzt durch gesetzliche Bestimmungen zur Offenbarung verpflichtet ist (z. B. Bestattungsgesetze),
- ärztliche Auskünfte sachdienlich zur Strafverfolgung beitragen können (z. B. Kindesmißhandlung).

Massenanfall von Verletzten oder Erkrankten

Erstmaßnahmen des ersteintreffenden Notarztes

Der ersteintreffende Notarzt nimmt solange die Funktion des leitenden Notarztes (LNA) wahr, bis er von einem speziell für diese Aufgaben geschulten Notarzt abgelöst wird.

Der LNA ist Berater der Gesamteinsatzleitung in medizinischen Fragen und eigenverantwortlicher Fachgruppenleiter des medizinischen Einsatzes.

Zu diesem Zweck sichtet der LNA die Patienten (Lagebeurteilung) und legt die Behandlungsprioritäten individuell fest (Lagebewältigung).

Ausrüstung

– LNA-Helm und LNA-Überwurf zur Erkennung für nachrückende Kräfte.
– Eigensicherung (Stiefel, Handschuhe, Mantel / Jacke).

Organisation

– Sich gegenüber Feuerwehreinsatzleiter als LNA zu erkennen geben.
– NEF-Fahrer (Assistent) bleibt mit Handfunkgerät und Sichtungsliste immer bei seinem Notarzt.
– Ein weiterer RS oder der Einsatzleitwagen-Fahrer (ELW) notiert die alarmierten und eingetroffenen Rettungsmittel, um jederzeit dem LNA die vorhandenen und zu erwartenden Kräfte mitteilen zu können.

Orientierung

- ⇨ Rückmeldung: Was ist passiert? Einsatzschwerpunkt. Falls schon vor Ort, kommt diese Rückmeldung vom Einsatzleiter der Feuerwehr.
- ⇨ Gefahren: Fortbestehen von Gefahren (z. B. Feuer, Gas, Strom, Gift)?
- ⇨ Verletztenzahl: voraussichtliche Anzahl von Verletzten (mit Kategorie) nach orientierender Primärsichtung. Gezielte Nachforderung von Rettungskräften.
- ⇨ Vorinformation und Bettenstand der Krankenhäuser veranlassen bzw. abfragen.
- ⇨ Halteplatz für Rettungsmittel festlegen. Evtl. Trennung von Rettungsdienstfahrzeugen und Feuerwehr bzw. technischer Hilfe schon in der Zufahrt (z. B. „Löschfahrzeuge von der XY- Straße anfahren, RD-Fahrzeuge von ZX-Straße anfahren und auf der Y-Straße stehenbleiben") → Absprache mit dem Einsatzleiter der Feuerwehr!

Sichtung

Sichtungsprotokoll
⇨ Sichtungsergebnis im Sichtungsprotokoll eintragen.
⇨ Patienten mit wasserfestem Filzstift numerieren oder Anhänge-karten verwenden.
⇨ Nur die Hauptdiagnosen eintragen. Namen wenn möglich.
⇨ Sichtungsgruppe festlegen.

Schwerverletzte
– G 1: Behandlungspriorität, vitale Maßnahmen (z. B. Schockthera-pie, CPR, Intubation).
– G 2: aufgeschobene Behandlung (z. B. SHT, Bauchtrauma ohne Schock, Frakturen, Verbrennung).

Leichtverletzte
– G 3: abwartende Behandlung, keine Lebensgefahr.

Behandlungspriorität
Wird durch das Sichtungsergebnis festgelegt. Der LNA bestimmt, wer durch wen versorgt wird.

Versorgungsplätze
⇨ Patienten gleicher Sichtungsgruppe an *einem* Ort zusammenzie-hen, z. B. Versorgungsplatz für Leicht- bzw. Schwerverletzte (Standort der Versorgungsplätze mit Einsatzleiter der Feuerwehr absprechen).
⇨ Isolierung/Unterbringung von Unverletzten/Evakuierten/Toten.
⇨ Versorgungsplätze evtl. mit nachfolgenden Notärzten besetzen las-sen.

Patiententransport
⇨ Transport zum Versorgungsplatz durch Rettungs-/Bergungskräfte (z. B. Feuerwehr), vom Versorgungsplatz zum Krankenwagenhalte-platz durch „Trägerkolonne" (z. B. Freiwillige Feuerwehr oder an-dere Hilfskräfte).

Abschnittsleiter
⇨ Bei größeren Ereignissen kann es nötig sein, die „Abschnittsleiter" eigenständig sichten zu lassen. In diesem Fall ist der LNA Be-standteil der Einsatzleitung im ELW und nicht mehr im Feld. Die Abschnittsleiter melden ihre Erkenntnisse ausschließlich an den LNA, teilen aber die ihnen untergeordneten Kräfte eigenverant-wortlich ein. Im Idealfall sind die Abschnittsleiter auch Mitglieder der LNA-Gruppe.

Dynamik der Sichtung

▷ Sichtungsprotokoll ständig aktualisieren, Gültigkeit der Sichtungsergebnisse im Zeitverlauf überprüfen!

▷ Nachfolgenden Notärzten und Rettungssanitätern therapeutische Anweisungen geben, wer was bei wem machen soll. Nur so ist gesichert, daß außer der Protokollierung auch eine Patientenversorgung stattfinden kann. Auch die Gruppe der Leichtverletzten muß von mindestens einem Notarzt versorgt und überwacht werden!

Transportmittel festlegen

– Kein RTW wird ohne Absprache mit dem LNA belegt.

– Belegung der Rettungsdienstfahrzeuge erst nach Sichtung und Erstversorgung bzw. erst, wenn gesichert ist, daß mehr Transportkapazität als Transportbedarf vorhanden ist.

Transportziel festlegen

– Kein RTW / KTW / RTH verläßt die Einsatzstelle ohne Anweisung des LNA.

– Der LNA legt das Transportziel und die ärztliche Transportbegleitung fest. Er trägt dies in das Sichtungsprotokoll ein. An Konvoimöglichkeit denken (1 NA begleitet mehrere RTW).

– Bei RTH berücksichtigen: Transportentfernung, Arztbegleitung (RTH-Notarzt kann nicht von „seinem" RTH getrennt werden).

– Wenn möglich, sollte ein Rettungsmittel seine Patienten in die Richtung seines Standortes transportieren. Dies gilt vor allem für die Rettungsmittel aus den Nachbargemeinden.

Sonstiges

– Entlassung bereitgestellter Kräfte.

– Einsatzdokumentation gemäß Sichtungsprotokoll erstellen.

Medikamente im Rettungsdienst

Analgetika

> **Merke:** Bei Opioidanalgetika muß man auf die Entwicklung einer Atemdepression vorbereitet sein. In der Notfallmedizin sollten reine Agonisten mit kurzer Halbwertzeit bevorzugt werden. In Anbetracht der BtM-Gesetzgebung nur ein bis zwei Präparate bevorraten (z. B. Morphin und Fentanyl)

Morphin

Präparat   – Morphin® (1 Amp.: 1 ml = 10 mg oder 1 ml = 20 mg)
          – unterliegt der Betäubungsmittelverschreibungsverordnung (BtMVV)

Wirkung   → Opioidanalgetikum (reiner Agonist)
          → geringe Vorlastsenkung
          → Wirkungseintritt 2 – 3 min, Wirkungsmaximum 20 min, Wirkungsdauer 3 – 5 Std., max. Atemdepression 5 – 8 min

Indikation   ⇨ schwere Schmerzzustände (besonders bei kardialen Risikopatienten)
          ⇨ Myokardinfarkt
          ⇨ Herzinsuffizienz, Lungenödem
          ⇨ Lungenembolie

Dosierung   ➤ 2,5 – 5 – 10 mg i. v.

Unerwünschte Wirkungen
      – Atemdepression
      – Sedierung
      – Übelkeit, Brechreiz
      – Tonuserhöhung an den intestinalen Sphinkteren (**cave:** Gallenkolik, Pankreatitis)
      – Herzfrequenzsteigerung und Hypotonie durch Histaminfreisetzung

> **Merke:** Klinisch relevante Hypotonien sind bei Hypovolämie und bei zusätzlichem Einsatz von Antihypertensiva zu erwarten.

      – Erbrechen
      – anaphylaktoide Reaktionen, Bronchospasmus beim Asthmapatienten

Kontraindikation
      – Gallenkolik

Fentanyl

Präparat   – Fentanyl® (1 Amp.: 2 ml = 0,1 mg bzw. 10 ml = 0,5 mg)
           – unterliegt der Betäubungsmittelverschreibungsverord-
             nung (BtMVV)

Wirkung   → Opioidanalgetikum (reiner Agonist)
           → 0,1 mg Fentanyl sind 10 mg Morphin analgetisch äqui-
             potent
           → Wirkungseintritt 20 s., Wirkungsmaximum 5 min, Wir-
             kungsdauer 20–30 min

Indikation ⮞ stärkste Schmerzzustände
           ⮞ Narkoseführung beim intubierten und beatmeten Pa-
             tienten

> **Cave:** Keine Gabe von Fentanyl ohne Intubation und
> Beatmung.

Dosierung ➤ initialer Bolus: 0,25–0,5 mg i. v. (3–7 µg/kg)
           ➤ Repetition: 0,1–0,2 mg (2–3 µg/kg)

Unerwünschte Wirkungen
           – Atemdepression
           – Senkung der Herzfrequenz
           – Blutdrucksenkung (besonders bei Volumenmangel)
           – Übelkeit, Brechreiz
           – Tonuserhöhung an den intestinalen Sphinkteren
           – Muskelrigidität (bei hoher Dosierung)

Kontraindikation
           – fehlende Beatmungsmöglichkeit

Pethidin

Präparat   – Dolantin® (1 Amp.: 1 ml = 50 mg bzw. 2 ml = 100 mg)
           – unterliegt der Betäubungsmittelverschreibungsverord-
             nung (BtMVV)

Wirkung   → Opioidanalgetikum (reiner Agonist)
           → 100 mg Pethidin sind 10 mg Morphin analgetisch äqui-
             potent
           → Wirkungseintritt 1–2 min, Wirkungsmaximum 15
             min, Wirkungsdauer 2–3 Std.

Indikation ⮞ schwere Schmerzzustände

Dosierung ➤ 50–100 mg i. v.

Unerwünschte Wirkungen
           – Atemdepresssion
           – Sedierung
           – Übelkeit, Brechreiz
           – Blutdruckabfall (besonders bei Volumenmangel und
             rascher Applikation) und Tachykardie durch Histamin-
             freisetzung

– Tonuserhöhung an den intestinalen Sphinkteren gering ausgeprägt
Kontraindikation
– im Notfall keine

Piritramid

Präparat   – Dipidolor® (2 ml = 15 mg)
            – unterliegt der Betäubungsmittelverschreibungsverord-
              nung (BtMVV)

Wirkung   → Opioidanalgetikum (reiner Agonist)
            → 15 mg Piritramid sind 10 mg Morphin analgetisch
              äquipotent
            → Wirkungseintritt 5 – 10 min, Wirkungsmaximum 20 –
              30 min, Wirkungsdauer 5 – 6 Std.

Indikation ⮎ schwere Schmerzzustände

Dosierung ➤ 7,5 – 15 mg i. v. (0,1 – 0,3 mg/kg)

Unerwünschte Wirkungen
            – Atemdepression
            – Sedierung
            – Tonuserhöhung an den intestinalen Sphinkteren
            – Übelkeit, Brechreiz
Kontraindikation
            – im Notfall keine

Buprenorphin

Präparat   – Temgesic® (1 Amp. = 0,3 mg)
            – unterliegt der Betäubungsmittelverschreibungsverord-
              nung (BtMVV)

Wirkung   → Opioidanalgetikum (gemischter Agonist-Antagonist)
            → 0,3 mg Buprenorphin sind 10 mg Morphin analgetisch
              äquipotent
            → Wirkungseintritt 15 min, Wirkungsdauer 6 – 8 Std.

Indikation ⮎ schwere Schmerzzustände

Dosierung ➤ 0,15 – 0,3 mg i. v. (5 µg/kg)

Unerwünschte Wirkungen
            – Atemdepression
            – Sedierung
            – Schwindel
            – Tonuserhöhung an den intestinalen Sphinkteren
              (**cave:** Gallenkolik, Pankreatitis)
            – Übelkeit
            – Erbrechen

Merke:
– Kompetetiver Antagonist Naloxon ist selbst in hohen
  Dosen kaum wirksam.
– Aus pharmakokinetischer Sicht kein ideales Notfall-
  medikament.

Tramadol

Präparat	– Tramal® (1 Amp.: 1 ml = 50 mg bzw. 2 ml = 100 mg)
	– unterliegt *nicht* der Betäubungsmittelverschreibungs-verordnung (BtMVV)

Wirkung → Opioidanalgetikum (gemischter Agonist-Antagonist)
→ 50 – 100 mg Tramadol sind 10 mg Morphin analgetisch
  äquipotent; dennoch besitzt Tramadol eine geringere
  analgetische Effektivität als die übrigen Opioidanalgetika
→ Wirkungseintritt 5 – 8 min, Wirkungsmaximum 20
  min, Wirkungsdauer 3 – 4 Std.

Indikation ➪ mäßige bis starke Schmerzzustände

Dosierung ➤ 50 – 100 mg i. v. (1,5 mg/kg)

Unerwünschte Wirkungen
– Übelkeit, Brechreiz
– Sedierung
– geringe Atemdepression

Kontraindikation
– im Notfall keine

Acetylsalicylsäure

Präparat – Aspisol® (1 Flasche: 5 ml = 0,5 g)

Wirkung → Prostaglandinsynthesehemmer (peripher wirkendes
  Analgetikum) → analgetische, antipyretische und an-
  tiphlogistische Wirkung
→ Hemmung der Thrombozytenaggregation
→ Analgetikum mit geringer kardiozirkulatorischer Ne-
  benwirkung und fehlender Atemdepression
→ Wirkungseintritt nach 5 min, Wirkungsdauer 3 – 4 Std.

Indikation ➪ Schmerztherapie (leichte und mäßige Schmerzzustände)
➪ Myokardinfarkt (mögliche Verbesserung der Koronar-
  perfusion durch thrombolytische Wirkung)

Merke: ASS-Therapie hat keinen Einfluß auf die Indikation zur Lysetherapie beim Myokardinfarkt.

Dosierung ➤ 10 – 20 mg/kg i. v. (z. B. 0,5 – 1 g) über 2 – 3 min applizieren

Unerwünschte Wirkungen
- stark dosisabhängig
- gastrointestinale Störungen (erosive Gastritis)
- Blutgerinnungsstörungen (**cave:** Einsatz beim Traumapatienten)
- anaphylaktoide Reaktionen, Bronchospasmus (15 % aller Asthmatiker)

Kontraindikation
- Allergie gegen Acetylsalicylsäure
- Traumapatienten
- Verdacht auf intrakranielle Blutung
- intestinale Ulzera
- hämorrhagische Diathese
- Asthma bronchiale

Metamizol

Präparat – Novalgin® (1 Amp.: 2 ml = 1 g bzw. 5 ml = 2,5 g)

Wirkung → Prostaglandinsynthesehemmer (peripher wirkendes
Analgetikum) → analgetische, antipyretische und
schwach antiphlogistische Wirkung
→ Analgetikum mit geringer kardiozirkulatorischer Ne-
benwirkung und fehlender Atemdepression
→ Wirkungseintritt nach 5 min, Wirkungsdauer 3 – 4 Std.

Indikation ↻ Schmerztherapie (leichte und mäßige Schmerzzustände)

Dosierung ➤ 10 – 30 mg/kg i. v. (z. B. 1 – 2,5 g) über 3 – 5 min applizieren

Unerwünschte Wirkungen
- gastrointestinale Beschwerden
- Blutdruckabfall bei schneller Injektion (1 : 1000)
- allergische Agranulozytose (selten, aber lebensbedroh-
lich; Inzidenz 1 : 10^6)
- anaphylaktischer Schock
- Bronchospasmus

Merke: Bei Hypotonie vorsichtige Anwendung von Metamizol.

Kontraindikation
- Pyrazolonallergie

Sedativa, Anästhetika

Diazepam

Präparat — Valium® (1 Amp.: 2 ml = 10 mg)

Wirkung → Sedierung, Anxiolyse
→ antikonvulsive Wirkung
→ muskelrelaxierende Wirkung

Indikation ➪ Angst- und Erregungszustände
➪ Krampfanfälle
➪ präklinische Narkoseführung (in Kombination mit Opioidanalgetikum)

Dosierung ➤ 2,5 – 5 – 10 mg i. v. (titrierend applizieren); bei Bedarf nach 5 – 10 min wiederholen

Kinder
➤ 0,3 – 0,5 mg/kg i. v. (auch i. m. und rektale Gabe möglich)
➤ Säuglinge 5 mg (Rektiole)
➤ Kleinkinder 5 – 10 mg i. v. oder i. m.
➤ Schulkinder 10 – 15 mg i. v. oder i. m.

präklinische Narkoseführung
➤ 10 – 20 mg (nach Wirkung)

Unerwünschte Nebenwirkungen
— schmerzhafte Injektion, Thrombophlebitis (3,5 %)
— Blutdruckabfall
— Atemdepression, Delir, Koma (0,3 %; besonders bei alten, schwerkranken Patienten)
— paradoxe Wirkung (geriatrische Patienten, Kinder)

Cave:
— Bei versehentlicher intraarterieller Injektion Gefahr einer Gangrän.
— Vorsichtige Dosierung bei alten Patienten.

Kontraindikation
— Intoxikation mit zentral dämpfenden Pharmaka und Alkohol
— Ateminsuffizienz (ohne Intubation und Beatmung)
— Myasthenia gravis

Etomidat

Präparat   –   Etomidat-Lipuro® (1 Amp.: 10 ml = 20 mg)

Wirkung   →   kurzwirkendes Narkotikum:
    Wirkungseintritt 30 – 45 s, Wirkungsdauer 2 – 3 min
    →   antikonvulsive und hirndrucksenkende Wirkung

Indikation   ↻   Narkoseeinleitung und -führung, Kurznarkose

Dosierung   ➤   0,3 mg/kg i. v.

Unerwünschte Wirkungen
    –   Myokloni (10 – 30 %)
    –   dosisabhängige Atemdepression (10 %)
    –   Nebennierenrindensuppression (schon nach einmaliger
        Bolusinjektion, Dauer bis zu 24 Std.)
    –   Muskeltonus erhöht, Singultus
    –   kaum kardiozirkulatorische unerwünschte Wirkungen
        (bei Hypovolämie jedoch Blutdruckabfall)

Kontraindikation
    –   im Notfall keine

Haloperidol

Präparat   –   Haldol® (1 Amp.: 1 ml = 5 mg)

Wirkung   →   Neuroleptikum mit stark antipsychotischer Wirkung
    →   Sedierung
    →   antiemetische Wirkung

Indikation   ↻   Psychosen,   psychomotorische   Erregungszustände,
        schwere Agitiertheit
    ↻   pathologischer Rausch, Alkoholentzugssymptomatik

Dosierung   ➤   5 – 10 mg i. v.

Unerwünschte Wirkungen
    –   Störung der extrapyramidalen Motorik (z. B. Parkinso-
        noid, Dyskinesie)
    –   Mundtrockenheit, Mydriasis, Übelkeit
    –   orthostatische Dysregulation, Tachykardie (anticholin-
        erge Wirkung)

Kontraindikation
    –   im Notfall keine

Ketamin

Präparat   –   Ketanest® (1 Amp.: 2 ml = 100 mg)

Wirkung   →   Induktion einer „dissoziierten Anästhesie" (katalepti-
        scher Zustand, Augen geöffnet)
    →   ausgeprägte Analgesie und Amnesie
    →   geringe Atemdepression
    →   Schutzreflexe weitgehend (aber nicht sicher) erhalten

→ sympathomimetische Effekte
→ Wirkungsdauer i. v. 15 min, i. m. 20 – 30 min

Indikation ➭ Analgesie (z. B. eingeklemmte Patienten, Verbren-
nungspatient, i. m. Applikation bei fehlendem venösen
Zugang)
➭ Narkoseeinleitung und -führung
➭ Status asthmaticus

Dosierung
Analgesie
➤ 0,25 – 0,5 mg/kg i. v.
➤ 0,5 – 1,0 mg/kg i. m.

Narkoseleitung
➤ 1,0 – 2,0 mg/kg i. v.
➤ 5 – 10 mg/kg i. m.

Unerwünschte Wirkungen
– Sympthikusaktivierung → Steigerung des Blutdrucks,
der Herzfrequenz und des myokardialen Sauerstoffverbrauchs
– Hirndrucksteigerung
– Steigerung des intraokulären Drucks
– unangenehme Träume und Halluzinationen in der Aufwachphase (40 %) → Kombination mit einem Benzodiazepin sinnvoll
– Hypersalivation (5 %) → Kombination mit Atropin (besonders bei Kindern)
– Triggersubstanz der malignen Hyperthermie (sehr selten)

Merke: Guedel-Tubus wegen möglichem Auslösen von
Erbrechen vermeiden.

Kontraindikation
– Schädel-Hirn-Trauma ohne gleichzeitige Beatmung
(Hyperventilation)
– Hypertonie
– kardialer Risikopatient (KHK, Myokardinfarkt)
– Eklampsie
– perforierende Augenverletzung

Midazolam

Präparat – Dormicum® (1 Amp.: 1 ml = 5 mg oder 3 ml = 15 mg)

Wirkung → Anxiolyse, dosisabhängig sedative bis hypnotische Wirkung
→ antikonvulsive Wirkung
→ muskelrelaxierende Wirkung

Indikation ↳ Angst und Erregungszustände
        ↳ Krampfanfälle
        ↳ Sedierung, Narkose

Dosierung ➤ 1 – 3 – 5 mg i. v. titrierend (Alter beachten!)
Unerwünschte Wirkungen
        – Atemdepression (bes. bei geriatrischen Patienten und in Kombination mit Opioiden)
        – paradoxe Wirkung (geriatrische Patienten, Kinder)
        – Blutdruckabfall

> **Cave:** Bei geriatrischen Patienten Dosisreduktion und Midazolam milligrammweise titrierend applizieren, da bei diesen Patienten „normale" Dosen schon ausgeprägte Wirkungen bis hin zur Narkose nach sich ziehen können.

Kontraindikation
        – Intoxikation mit zentral dämpfenden Pharmaka und Alkohol
        – Ateminsuffizienz (ohne Intubation und Beatmung)
        – Myasthenia gravis

Promethazin

Präparat – Atosil® (1 Amp.: 2 ml = 50 mg)

Wirkung → Neuroleptikum
      → sedierende, antihistaminische, anticholinerge und antiemetische Wirkung
      → Wirkungsdauer 4 – 6 Std.

Indikation ↳ Erregungszustände, Psychosen

Dosierung ➤ 25 – 50 mg i. v. (i. m. Gabe möglich)
Unerwünschte Wirkungen
        – Atemdepression (geriatrische Patienten)
        – Mundtrockenheit, Mydriasis, Übelkeit
        – Dyskinesien

Kontraindikation
        – im Notfall keine

Thiopental

Präparat – Trapanal® (1 Amp.: 500 mg Trockensubstanz; aufzulösen in 20 ml Aqua dest.)

Wirkung → Narkotikum
      → Senkung des zerebralen Sauerstoffverbrauchs und des Hirndrucks
      → Wirkungseintritt 30 – 60 s, Wirkungsdauer nach einmaliger Applikation 7 – 15 min

Indikation ⇨ Narkoseeinleitung und -führung
⇨ Status epilepticus
⇨ Schädel-Hirn-Trauma

Dosierung

Narkoseeinleitung
➤ 3 – 5 mg / kg i. v. (über mindestens ½ min applizieren)

Status epilepticus
➤ 1 – 3 mg / kg i. v.

Unerwünschte Wirkungen
– Atemdepression, Apnoe
– Kreislaufdepression (Hypotonie durch Vasodilatation und Senkung der myokardialen Kontraktilität)
– Histaminfreisetzung
– Laryngo- und Bronchospasmus
– allergische Reaktionen

Cave:
– Bei paravenöser Injektion Gefahr von lokalen Nekrosen.
– Bei intraarteriellen Injektionen Gefahr von Gangrän.

Kontraindikation
– Barbituratallergie
– kardiale Risikopatienten (z. B. kardiogener Schock, frischer Myokardinfarkt)
– Porphyrie

Herz- und kreislaufwirksame Medikamente

Adrenalin

Präparat   – Suprarenin® (1 Flasche: 25 ml = 25 mg)
           – Suprarenin® (1 Amp.: 1 ml = 1 mg)

Wirkung   → α- und β-Sympathomimetikum
           → Steigerung der myokardialen Kontraktilität, der Herz-
             frequenz und des peripheren Gefäßwiderstandes

Indikation   ⮡ Herz-Kreislauf-Stillstand
             ⮡ kardiogener Schock
             ⮡ anaphylaktischer Schock

Dosierung

kardiopulmonale Reanimation
➤ Erwachsene: 1–3 mg i. v. (s. auch kardiopulmonale
  Reanimation) bzw. 2,5 mg endobronchial
➤ Kinder: 0,01–0,02 mg/kg i. v. bzw. 0,02–0,05 mg/kg
  endobronchial

kardiogener und anaphylaktischer Schock
➤ Bolus: titrierend in Schritten von 0,1 mg langsam i. v.
  (EKG- und Blutdruckkontrolle)
➤ Infusion: 2–6 µg/min (1 mg in 500 ml Infusionslösung
  → 20–40–60 Tr./min)

Unerwünschte Wirkungen
           – Hypertonie
           – Tachykardie
           – Extrasystolie

Kontraindikation
           – im Notfall keine

Ajmalin

Präparat   – Gilurytmal® (z. B. 1 Amp.: 10 ml = 50 mg)

Wirkung   → Antiarrhythmikum der Klasse I a nach Lown (Verzöge-
             rung der Depolarisation und Repolarisation, Wirkung
             gleichermaßen auf Vorhof und Kammer)
           → Herzfrequenzsenkung
           → Wirkungsdauer 20–30 min

Indikation   ⮡ paroxysmale supraventrikuläre Tachykardie
             ⮡ ventrikuläre Tachyarrhythmie

Dosierung ➤ 50 mg langsam i. v. (EKG-Kontrolle)

Unerwünschte Wirkungen
           – Senkung der myokardialen Kontraktilität → Hypoto-
             nie, Verstärkung der Herzinsuffizienz
           – Kopfschmerz

- Übelkeit
- AV-Überleitungsstörung bis hin zum totalen AV-Block (in hoher Dosierung)

> **Cave:** Applikation von Ajmalin unterbrechen, wenn im EKG eine Verbreiterung der QRS-Komplexe sichtbar wird (zu hohe Dosierung).

Kontraindikation
- bradykarde Herzrhythmusstörungen
- AV-Block
- manifeste Herzinsuffizienz

Atropin

Präparat — Atropin (1 Amp.: 1 ml = 0,5 mg)

Wirkung → kompetitiver Antagonist des Acetylcholins am Rezeptor vom Muscarintyp (Parasympatholyse)
→ Steigerung der Herzfrequenz
→ Sekretionshemmer von Schweiß- und Speicheldrüsen
→ eine Dosierung von 3 mg i. v. (0,04 mg/kg) bewirkt eine komplette Parasympatholyse

Indikation ↪ Bradykarde Herzrhythmusstörungen
↪ Alkylphosphatintoxikation

Dosierung
Kinder
➤ 0,01 mg/kg i. v. oder i. m. (bei 2–3 facher Dosissteigerung endobronchiale Gabe über Endotrachealtubus möglich)

Erwachsene
➤ 0,5–1,0 mg i. v.

als Antidot in hoher Dosierung
➤ initial bis zu 20 mg; über 24 Std. bis zu 100 mg

Unerwünschte Wirkungen
- Tachykardie
- Mundtrockenheit
- Hyperthermie mit trockener, roter Haut (besonders bei Kindern)
- Glaukomauslösung, Akkommodationsstörungen
- bei Intoxikation: Halluzinationen, Lähmungen

Kontraindikation
- Tachykardie, Tachyarrhythmien
- (relativ) bei hochfiebrigen Infekten im Kindesalter

Dobutamin

Präparat   –   Dobutrex® (1 Amp.: 250 mg Trockensubstanz)

Wirkung   → direktes β-Sympathomimetikum
→ Steigerung des Herzzeitvolumens und der Herzfrequenz (in geringem Maße auch Blutdrucksteigerung)

Indikation   ⟲   dekompensierte Herzinsuffizienz, kardiogener Schock

> **Merke:**
> – Bei zusätzlicher Hypotonie Kombination mit Dopamin in mittlerer oder hoher Dosierung.
> – Bei systolischen Blutdruckwerten über 120 mmHg Kombination mit Nitroglycerin möglich.

Dosierung   ➤   2 – 20 µg / kg / min

Erwachsene
➤   250 mg in 500 ml Infusionslösung → 10 – 40 Tr. / min (200 – 1000 µg / min)

Unerwünschte Wirkungen
–   Tachykardie (besonders bei Volumenmangel)
–   Arrhythmie (**cave:** aufgrund einer verbesserten AV-Überleitung Gefahr einer Tachyarrhythmie bei Patienten mit Vorhofflimmern)
–   Blutdruckanstieg
–   Angina pectoris

Kontraindikation
–   Volumenmangel

Dopamin

Präparat   –   Dopamin (z. B. 1 Amp.: 10 ml = 200 mg)

Wirkung   → direktes β-Sympathomimetikum, indirektes α-Sympathomimetikum (Metabolisierung zu Noradrenalin)

dosisabhängige Wirkung
→ in niedriger Dosierung dopaminerge Wirkung: 0,5 – 5 µg / kg / min → Erhöhung der Durchblutung des Splanchnikusgebietes (Niere)
→ in mittlerer Dosierung dopaminerge und β-sympathomimetische Wirkung: 6 – 9 µg / kg / min → Steigerung der myokardialen Kontraktilität und des Blutdrucks
→ in hoher Dosierung überwiegend α-sympathomimetische Wirkung: 10 µg / kg / min → ausgeprägte Steigerung des Blutdrucks, periphere Vasokonstriktion

> **Merke:**
> – Neuroleptika blockieren die periphere Dopamin-
> wirkung → zu beachten bei Intoxikation mit Neuro-
> leptika und Antidepressiva.

Indikation ➭ dekompensierte Herzinsuffizienz, kardiogener Schock
➭ Postreanimationskreislauf
➭ neurogener Schock, akute Querschnittsymptomatik

> **Merke:** Bei Herzinsuffizienz und kardiogenem Schock
> Kombination mit Dobutamin und Nitroglycerin mög-
> lich.

Dosierung ➤ s. unter Wirkung
Erwachsene
➤ 200 mg in 500 ml Infusionslösung → 20–40–60
Tr./min (400–1200 µg/min entsprechend mittlerer
und hoher Dosierung)

Unerwünschte Wirkungen
– Tachykardie, Arrhythmie
– Hypertonie und periphere Vasokonstriktion (hohe Do-
sierung)
– Angina pectoris

Kontraindikation
– Volumenmangel

Esmolol

Präparat – Brevibloc® (1 Amp.: 10 ml = 100 mg)

Wirkung → β-Rezeptorenblockade (Abnahme der Herzfrequenz,
der myokardialen Kontraktilität und der AV-Überleitung)
→ sehr kurze Wirkungsdauer (Halbwertzeit 9 min)

Indikation ➭ supraventrikuläre Tachykardien

Dosierung ➤ Bolus: max. 500 µg/kg über 1 min i. v. (EKG- und Blutdruckkontrolle)
➤ Infusion: 50–200 µg/kg/min → Infusionsgeschwindig-
keit so lange in Schritten von 50 µg/kg/min erhöhen,
bis gewünschter Effekt erreicht ist (**cave:** unerwünschte Wirkungen)

Unerwünschte Wirkungen
– Bradykardie
– AV-Überleitungsstörungen
– Verstärkung einer Herzinsuffizienz
– Bronchospasmus

Kontraindikation
- Bradykardie
- AV-Block II° – III°
- dekompensierte Herzinsuffizienz, kardiogener Schock
- Asthma bronchiale

Glyceroltrinitrat

Präparat – Nitrolingual®-Spray (1 Aerosolstoß = 0,4 mg)
- Nitrolingual®-Kapsel (1 Kapsel = 0,8 mg; 1 Kapsel forte = 1,2 mg)
- Nitrolingual®-Infusionslösung (z. B. 1 Amp.: 5 ml = 5 mg)

Wirkung → Relaxation der glatten Muskulatur (vorwiegend Gefäßmuskulatur, in geringem Maße auch Sphinktere und Bronchien)
→ Vasodilatation (vorwiegend venös → Vorlastsenkung → Abnahme des myokardialen Sauerstoffverbrauchs)
→ Wirkungseintritt 1 – 2 min, Wirkungsdauer 10 – 20 min

Indikation ➯ Angina pectoris
➯ Myokardinfarkt
➯ kardiales Lungenödem
➯ hypertensive Krise
➯ Koliken (Gallen, Harnwege)

Dosierung ➤ initial 0,8 – 1,2 mg s. l., bei Bedarf Repetition von 0,4 mg alle 3 – 5 min (**cave:** Hypotonie)
➤ Dauerinfusion: Zufuhr mit 20 µg/min i. v. beginnen und so lange steigern, bis gewünschter hämodynamischer Effekt erzielt ist

Unerwünschte Wirkungen
- reflektorische Tachykardie
- Blutdruckabfall
- Kopfschmerzen

Kontraindikation
- Hypotonie, Volumenmangel
- Thyreotoxikose

Isoprenalin

Präparat – Aludrin® (1 Amp.: 1 ml = 0,5 mg)

Wirkung → direktes β-Sympathomimetikum (β_1 und β_2)
→ Steigerung der Herzfrequenz, der myokardialen Kontraktilität und der AV-Überleitung
→ Vasodilatation
→ Bronchodilatation

Indikation ➯ atropinresistente Bradykardie
➯ AV-Block II° – III°

> **Merke:** Applikation von Isoprenalin nur bei hämodynamisch relevanten Bradykardien und auch nur dann, wenn kein Herzschrittmacher zur transkutanen Stimulation verfügbar ist.

Dosierung ➤ 0,5 mg in 10 ml NaCl 0,9 %, repetitive Bolusgabe von 0,5 ml i. v. (*titrierend* applizieren)

Unerwünschte Wirkungen
– Tachykardie
– Arrhythmie, Extrasystolie
– Angina pectoris
– Anstieg des systolischen und Abfall des diastolischen Blutdrucks

Kontraindikation
– KHK, frischer Myokardinfarkt
– Tachyarrhythmie
– Hyperthyreose
– kardiopulmonale Reanimation

Lidocain

Präparat – Xylocain® 2 % (1 Amp.: 5 ml = 100 mg)
– Xylocain® 20 % (1 Amp.: 5 ml = 1000 mg)

Wirkung → Antiarrhythmikum der Klasse Ib nach Lown (Wirkung auf Sinusknoten und Ventrikel, keine Beeinflussung der AV- Überleitung)
→ Wirkungseintritt 1 min, Wirkungsdauer 10 min

Indikation ⮕ ventrikuläre Extrasystolie (sofern Herzfrequenz > 60/min)
⮕ ventrikuläre Tachyarrhythmie

Dosierung ➤ Lidocain 1 – 1,5 mg/kg i. v.
➤ bei Bedarf Repetition von 0,5 – 1,0 mg/kg alle 5 – 10 min bis zu einer maximalen initialen Gesamtdosis von 3 mg/kg
➤ statt repetitiven Bolusgaben kontinuierliche Infusion mit 2 – 4 mg/min (1000 mg in 500 ml Infusionslösung → 20 – 40 Tr./min)

Unerwünschte Wirkungen
– Vasodilatation, Hypotonie
– Bradyarrhythmien (in hoher Dosierung)

Intoxikation
– zentralnervöse Nebenwirkungen: metallischer Geschmack, Hörstörungen, Krampfanfälle, Verwirrtheit
– Senkung der myokardialen Kontraktilität, Verstärkung einer Herzinsuffizienz

Kontraindikation
– Ersatzextrasystolien bei Bradykardie
– Hypotonie

Nifedipin

Präparat – Adalat®(1 Kps. = 10 mg)

Wirkung → Calciumantagonist mit Wirkungsschwerpunkt bei der
Relaxation der glatten Gefäßmuskulatur → Vasodilatation, Senkung des koronaren Gefäßwiderstands
  → geringe depressive Wirkung auf Sinus- und AV-Knoten
  → Senkung des myokardialen Sauerstoffverbrauchs

Indikation ↳ hypertensive Krise
  ↳ Angina pectoris

Dosierung ➤ 10 mg sublingual (zerbeißen und schlucken lassen oder
anstechen und sublingual ausdrücken)

Unerwünschte Wirkungen
  – Hypotonie (besonders bei Hypovolämie)
  – Kopfschmerz, Schwindel
  – Tachykardie

Kontraindikation
  – Hypotonie, Schock
  – schwere Herzinsuffizienz

Propafenon

Präparat – Rytmonorm® (1 Amp.: 20 ml = 70 mg)

Wirkung → Antiarrhythmikum der Klasse Ic nach Lown (wirkt auf
Vorhof, Ventrikel und Erregungsleitungssystem)
  → β-blockierender Effekt (ca. 30 % der Wirkungsstärke
von Propranolol)
  → Halbwertzeit 3 – 6 Std.

Indikation ↳ ventrikuläre Tachykardie und Extrasystolie
  ↳ supraventrikuläre Tachyarrhythmie, Vorhofflimmern
mit schneller Kammerfrequenz
  ↳ symptomatisches WPW-Syndrom, paroxysmale Vorhof-
tachykardie

Dosierung ➤ 0,5 – 1 mg/kg i. v. (Applikation über 3 – 4 min unter
EKG- und Blutdruckkontrolle)

Unerwünschte Wirkungen
  – Bradykardie
  – AV-Überleitungsstörungen
  – Hypotonie, Verstärkung der Herzinsuffizienz
  – Bronchospasmus in hoher Dosierung

Cave: Applikation von Propafenon unterbrechen, wenn
im EKG eine Verbreiterung der QRS-Komplexe sichtbar
wird (zu hohe Dosierung).

Kontraindikation
- Bradykardie
- AV-Block II° – III°
- dekompensierte Herzinsuffizienz, kardiogener Schock
- schwere obstruktive Lungenerkrankung

Propranolol

Präparat   – Dociton® (1 Amp.: 1 ml = 1 mg)

Wirkung   → β-Rezeptorenblockade (Abnahme der Herzfrequenz, der myokardialen Kontraktilität und der AV-Überleitung)

Indikation ⮞ supraventrikuläre Tachykardien

Dosierung ➤ 0,5 – 1 mg langsam i. v. (EKG- und Blutdruckkontrolle)
➤ Repetitionsdosen von 0,25 mg alle 5 min bis zum Erreichen des gewünschten Effektes applizieren (kumulative Bolusdosis von max. 0,1 mg/kg)

Unerwünschte Wirkungen
- Bradykardie
- AV-Überleitungsstörungen
- Verstärkung einer Herzinsuffizienz
- Bronchospasmus

Kontraindikation
- Bradykardie
- AV-Block II° – III°
- dekompensierte Herzinsuffizienz, kardiogener Schock
- Asthma bronchiale

Theodrenalin/Cafedrin

Präparat   – Akrinor® (1 Amp.: 2 ml = 200 mg)

Wirkung   → Sympathomimetikum mit starker Wirkung auf die venösen Kapazitätsgefäße
→ Steigerung von Blutdruck und Herzzeitvolumen
→ Wirkungseintritt 1 min

Indikation ⮞ Hypotonie bei vermindertem peripheren Widerstand (z. B. orthostatische Dysregulation)

Dosierung ➤ verdünnte Lösung (2 ml Akrinor® auf 8 ml Kochsalz) *titrierend* i. v. applizieren (EKG- und Blutdruckkontrolle)

Unerwünschte Wirkungen
- Tachykardie
- Hypertonie
- Angina pectoris (bei Patienten mit koronarer Herzerkrankung)

Kontraindikation
- Hypovolämie
- dekompensierter Schock, koronare Herzerkrankung, Myokardinfarkt

Urapidil

Präparat   –   Ebrantil® (1 Amp.: 10 ml = 50 mg)

Wirkung   →   zentrale Sympathikolyse, periphere α_1-Blockade → Vasodilatation (vorwiegend arteriell)

Indikation   ↩   Hypertonus, besonders bei zentralen Regulationsstörungen
            ↩   hypertensive Krise
            ↩   Wirkungseintritt 2 min

Dosierung   ➤   25 – 50 mg i. v. über 5 min *titrierend* applizieren
            ➤   danach kumulative Bolusdosis über 30 min infundieren (wiederholte Blutdruckkontrollen unerläßlich)

Unerwünschte Wirkungen
            –   Hypotonie
            –   Kopfschmerz
            –   Tachykardie

Kontraindikation
            –   Volumenmangel

Verapamil

Präparat   –   Isoptin® (1 Amp.: 2 ml = 5 mg)

Wirkung   →   Calciumantagonist mit Schwerpunkt auf der depressiven Wirkung von Sinus- und AV-Knoten
            →   Senkung der Herzfrequenz und der AV-Überleitung
            →   geringe Blutdrucksenkung durch Vasodilatation
            →   Senkung der myokardialen Kontraktilität

Indikation   ↩   supraventrikuläre Tachyarrhythmien
            ↩   Vorhofflattern, Vorhofflimmern (mit hoher Kammerfrequenz)

Dosierung   ➤   2,5 – 5 mg langsam i. v. (0,1 mg/kg; EKG- und Blutdruckkontrolle)
            ➤   Repetition von 5 mg nach 15 – 30 min (max. 10 mg i. v.)

Unerwünschte Wirkungen
            –   AV-Überleitungsstörungen
            –   Bradykardie
            –   Hypotonie, Verstärkung einer Herzinsuffizienz

Kontraindikation
            –   AV-Block, Bradykardie
            –   kardiogener Schock
            –   gleichzeitige intravenöse Therapie mit β-Blockern (Gefahr der kompletten AV-Blockade)

Medikamente bei respiratorischen Notfällen

Fenoterol

Präparat — Berotec®-Spray (1 Aerosolstoß = 0,2 mg)

Wirkung → β_2-Sympathomimetikum
→ ausgeprägte Bronchodilatation
→ Tokolyse
→ (geringe) Vasodilatation

Indikation ➭ Bronchospasmus, Asthma bronchiale
➭ Tokolyse bei Geburtskomplikationen

Dosierung

Asthma bronchiale
➤ 2 – 3 Aerosolstöße, Wiederholung nach 5 – 10 min möglich

Tokolyse
➤ 5 Aerosolstöße, Wiederholung nach 5 – 10 min möglich

> **Cave:**
> – EKG-Monitoring unerläßlich.
> – Asthmapatienten haben oft schon selbst Berotec®-Spray verwendet
> – Bei schweren Asthmaanfällen intravenöse β_2-Sympathomimetika den inhalativen vorziehen.

Unerwünschte Wirkungen
— Tachykardie
— Unruhezustände

Kontraindikation (relativ)
— Tachyarrhythmie
— frischer Myokardinfarkt
— Hyperthyreose

Reproterol

Präparat — Bronchospasmin® (1 Amp.: 1 ml = 0,09 mg)

Wirkung → β_2-Sympathomimetikum
→ ausgeprägte Bronchodilatation
→ Tokolyse

Indikation ➭ Bronchospasmus, Asthma bronchiale

Dosierung ➤ 0,09 mg *langsam* i. v. (Applikation über mindestens
1 min unter EKG-Kontrolle)
➤ Repetition nach 15 min möglich; ggf. 0,09 mg über 60
min infundieren (1 Amp. in 250 Infusionslösung → ca.
60 Tr./min)

Unerwünschte Wirkungen
– Tachykardie
– Blutdruckabfall
– Unruhezustände
– Hyperglykämie
– Hypokaliämie

Kontraindikation (relativ)
– KHK, Myokardinfarkt
– Tachyarrhythmie
– Hyperthyreose

Theophyllin

Präparat – Euphyllin® (1 Amp.: 10 ml = 240 mg)

Wirkung → Bronchodilatation, Stimulation des Atemzentrums

Indikation ➪ Bronchospasmus, Asthma bronchiale

Dosierung ➤ 240 – 480 mg langsam i. v. (6 mg/kg beim nicht vorbe-
handelten)

Unerwünschte Wirkungen
– Tachykardie
– Unruhe, Erregungszustände
– Übelkeit
– Krämpfe (Intoxikation)

> **Cave:** Theophyllin besitzt eine enge therapeutische
> Breite. Vorbehandelte Patienten haben oft schon Plas-
> maspiegel im therapeutischen Bereich, so daß weitere
> Theophyllingaben schnell toxische Spiegel induzieren
> können → Gefahr durch Kammertachykardie und Kam-
> merflimmern, besonders bei gleichzeitig bestehender
> Hypoxämie und Applikation von β_2-Sympathomimetika
> → bei diesen Patienten auf Theophyllin verzichten.

Kontraindikation
– Tachykardie, Schock
– frischer Myokardinfarkt

Sonstige Notfallmedikamente

N-Butyl-Scopolamin

Präparat – Buscopan® (1 Amp.: 1 ml = 20 mg)

Wirkung → Parasympathikolyse
→ spasmolytisch an der glatten Muskulatur

Indikation ⇨ spastische Schmerzzustände im Verdauungs- und Uro-
genitaltrakt (z. B. Nieren- und Gallenkoliken)

Dosierung ➤ 20 mg langsam i. v.

Unerwünschte Wirkungen
– Steigerung der Herzfrequenz
– Sekretionshemmung von Schweiß- und Speicheldrüsen
(Mundtrockenheit, Hautrötung)
– Akkommodationsstörung (**cave:** Glaukomauslösung)
– Blutdruckabfall bei schneller Injektion

Kontraindikation
– Glaukom
– Tachykardie, Tachyarrhythmie
– Hypotonie

Calciumgluconat

Präparat – Calcium Sandoz® 10 % (1 Amp.: 10 ml = 1 g ≅ 2,25
mmol)

Indikation ⇨ Hypokalzämie
⇨ Hyperkaliämie
⇨ Überdosierung von Calciumantagonisten

Dosierung ➤ 1 g langsam i. v. (EKG-Kontrolle)

Unerwünschte Wirkungen
– Wirkungsverstärkung von Herzglykosiden (**cave:**
Digitalisintoxikation)
– Übelkeit, Hitzesensationen

Kontraindikation
– Hyperkalzämie

Clemastin

Präparat – Tavegil® (1 Amp.: 5 ml = 2 mg)

Wirkung → H_1-Rezeptorenblocker, Antihistaminikum

Indikation ⇨ Allergien, anaphylaktische Reaktionen

Dosierung ➤ 2 mg langsam i. v.

Unerwünschte Wirkungen
- sedierende Effekte (**cave:** Wirkungsverstärkung zentral wirkender Pharmaka)
- Mundtrockenheit

Kontraindikation
- im Notfall keine

Dexamethason-Areosol

Präparat   –   Auxiloson®-Spray (1 Aerosolstoß = 0,125 mg)

Wirkung   →   antiallergische, antiphlogistische und membranstabilisierende Wirkung

Indikation   ⇨   Rauchgasintoxikation

Dosierung   ➤   5 Aerosolstöße alle 10 min

Unerwünschte Wirkungen
- notfallmedizinisch kaum relevant

Kontraindikation
- im Notfall keine

Furosemid

Präparat   –   Lasix® (1 Amp.: 2 ml = 20 mg)

Wirkung   →   Schleifendiuretikum (Hemmung der NaCl-Rückresorption)
→   Wirkungseintritt 2–5 min, Wirkungsdauer 2 Std.

Indikation   ⇨   Lungenödem, Herzinsuffizienz
⇨   oligurisches Nierenversagen
⇨   forcierte Diurese bei Intoxikationen

Dosierung   ➤   20–40 mg i. v.

Unerwünschte Wirkungen
- Hypokaliämie (**cave:** Arrhythmien, frischer Moykardinfarkt, Digitalistherapie)

Kontraindikation
- schwere Hypokaliämie
- prärenales (Hypovolämie) und postrenales (Harnwegsobstruktion) Nierenversagen

Glucocorticoide

Substanzen (Präparate)
- Prednisolon (Solu-Decortin H®; 1 Amp.: 250 mg bzw. 1 g Trockensubstanz)
- 6-Methylprednisolon (Urbason®; 1 Amp.: 20, 40, 250 mg bzw. 1 g Trockensubstanz)
- Triamcinolon (Volon A®; 1 Amp.: 40 mg Trockensubstanz)

        – Dexamethason (Fortecortin®; 1 Amp.: 2 ml = 8 mg; 1 Amp.: 5 ml = 40 mg)

Wirkung → antiallergische, antiphlogistische und membranstabilisierende Wirkung
→ permissiver Effekt für die Catecholaminwirkung
→ Wirkungseintritt nach ca. 30 min (Triamcinolon nach ca. 20 min)

Indikation ⇨ Allergien, anaphylaktischer Schock
⇨ Asthma bronchiale
⇨ Rauchgasintoxikation
⇨ Larynxödem (z. B. Quincke-Ödem, Pseudokrupp)
⇨ spinales Trauma (besonders bei progredienter Verschlechterung der traumatischen Querschnittssymptomatik)
⇨ Schädel-Hirn-Trauma, Hirnödemprophylaxe (umstritten)

Dosierung

anaphylaktischer Schock
➤ 1 g Prednisolon i. v.
➤ 200 mg Triamcinolon i. v.
➤ 40 mg Dexamethason i. v. (bis zu 100 mg möglich)

Status asthmaticus
➤ 250 mg Prednisolon i. v.
➤ 80 – 160 mg Triamcinolon oder 6-Methylprednisolon i. v.

Larynxödem
➤ 250 mg Prednisolon i. v.
➤ 40 mg Triamcinolon i. v.

spinales Trauma
➤ Bolus: 30 mg/kg i. v. 6-Methylprednisolon über 15 min applizieren, danach 4,5 mg/kg/h i. v. über 24 Std. infundieren

Hirnödem (umstritten)
➤ 160 mg Dexamethason i. v.

Unerwünschte Wirkungen
    – notfallmedizinisch kaum relevant

Glucose 50 %

Präparat – z. B. Glucosteril® 50 % (1 Flasche: 100 ml = 50 g)

Wirkung → Steigerung des Blutzuckerspiegels

Indikation ⇨ Hypoglykämie
⇨ Krampfanfall bei Alkoholintoxikation

Dosierung ➤ 20 – 40 g (nach Wirkung → BZ-Bestimmung durch Schnelltest zur Therapiekontrolle)

Unerwünschte Wirkungen
  – Venenreizung

Kontraindikation
  – Hyperglykämie

Methylergometrin

Präparat – Methergin® (1 Amp.: 1 ml = 0,2 mg)

Wirkung → Uteruskontraktion
         → periphere Vasokonstriktion

Indikation ⇨ Uterusatonie
           ⇨ postpartale Blutung

Dosierung ➤ 0,1 – 0,2 mg langsam i. v. (EKG- und Blutdruckkontrolle)

Unerwünschte Wirkungen
  – Unterleibsschmerzen
  – Schwindel, Kopfschmerz
  – Hypertonie

Kontraindikation
  – Hypertonie
  – KHK
  – AVK

Metoclopramid

Präparat – Paspertin® (1 Amp.: 2 ml = 10 mg)

Wirkung → Blockierung von Dopaminrezeptoren im ZNS
         → Antiemetikum, beschleunigte Magenpassage

Indikation ⇨ Übelkeit, Erbrechen

Dosierung ➤ 10 mg i. v.

Unerwünschte Wirkungen
  – extrapyramidal-motorische Störungen (besonders häufig bei Patienten unter 20 Jahren)
  – Schwindel, Müdigkeit
  – Morbus Parkinson besonders bei alten Patienten

Kontraindikation
  – keine Anwendung im Kindesalter
  – Morbus Parkinson
  – mechanischer Ileus

Natriumbicarbonat

Präparat – Natriumbicarbonat 8,4 % (1 Flasche: 250 ml = 250 mval)

Wirkung → Puffern saurer Valenzen

Indikation ⇨ Korrektur einer metabolischen Azidose
⇨ Hyperkaliämie
⇨ ggf. im Rahmen einer länger dauernden kardiopulmonalen Reanimation nach Rückkehr einer Spontanzirkulation *oder* frühestens nach 10 min erfolgloser Reanimation

> **Merke:** Die Therapie von Störungen des Säure-Basen-Haushalts im Rahmen der kardiopulmonalen Reanimation sollte primär durch eine adäquate Ventilation und Organperfusion (Herzdruckmassage bzw. früh einsetzende Spontanzirkulation) erfolgen.

Dosierung ➤ 1 mval/kg i. v. (Blindpufferung)
➤ weitere Gabe nur nach Blutgasanalyse

Unerwünschte Wirkungen
– metabolische Alkalose
– ohne Hyperventilation Verstärkung der intrazellulären Azidose
– Behinderung der Sauerstoffabgabe an die Gewebe durch Linksverschiebung der Sauerstoffbindungskurve des Hämoglobins
– Hyperosmolarität, Hypernatrinämie
– Verstärkung einer Hypokaliämie

Kontraindikation
– frühe und kurze kardiopulmonale Reanimation

Naloxon

Präparat – Narcanti® (1 Amp.: 1 ml = 0,4 mg)

Wirkung → Opioidantagonist
→ Wirkungsdauer 20 min

Indikation ⇨ Opioidintoxikation (strenge Indikation im Rettungsdienst)

Dosierung ➤ 0,01 mg/kg i. v. (z. B. 0,4–0,8 mg)

> **Merke:** Naloxon immer *titrierend* applizieren, bis die Brady- bzw. Apnoe durchbrochen ist (Auslösen eines abrupten Opioidentzugs vermeiden).

Unerwünschte Wirkungen
– abrupter Opioidentzug

Cave:
– Der akute Opioidentzug birgt Gefahren für den Patienten (Entzugssymptomatik, hoher Sauerstoffverbrauch) und für das Rettungspersonal (unkooperativer Patient)
– Ein initial adäquat mit Naloxon therapierter Patient muß in weiterer ärztlicher Behandlung bleiben, da nach Abklingen des Opioidantagonisten eine Remorphinisierung eintreten kann.

Phenytoin

Präparat – Phenhydan® (1 Amp.: 5 ml = 250 mg)

Wirkung → Antikonvulsivum
→ Antiarrhythmikum der Klasse Ib nach Lown

Indikation ⮑ Grand-mal-Epilepsie, Status epilepticus
⮑ ventrikuläre Extrasystolie bei Digitalisintoxikation

Dosierung

digitalisinduzierte ventrikuläre Rhythmusstörungen
➤ 125 – 250 mg langsam i. v. → EKG- und Blutdruckkontrolle (Injektionsgeschwindigkeit 25 mg/min)

Status epilepticus
➤ 250 – 500 mg langsam i. v. → Pulskontrolle (Injektionsgeschwindigkeit 50 mg/min; max. Bolusdosierung 5 mg/kg)

Unerwünschte Wirkungen
– Bradykardien, AV-Überleitungsstörungen
– Hypotonie durch Vasodilatation und Senkung der myokardialen Kontraktilität
– allergische Reaktionen (ca. 5 %)
– Abnahme der Sicherheit von Ovulationshemmern
Phenytoinintoxikation
– zentralnervöse Störungen: Schwindel, Kopfschmerz, Tremor, Ataxie, Nystagmus

Kontraindikation
– schwere Herzinsuffizienz
– Leberinsuffizienz
– Bradykardie
– AV-Block II° – III°

Succinylcholin

Präparat – Succinylcholin Asta®, Pantolax®, Lysthenon® (1 Amp.: 5 ml = 100 mg)

Wirkung → depolarisierendes Muskelrelaxans
→ parasympathomimetische Effekte
→ Wirkungsbeginn 30 s, Wirkungsdauer 5 – 10 min

Indikation ⇨ Relaxation zur endotrachealen Intubation

Dosierung ➤ 1 – 1,5 mg/kg i.v. (EKG-Kontrolle; i.m. Applikation möglich)

Unerwünschte Wirkungen
- Herzrhythmusstörungen (Bradykardie, besonders bei wiederholter Gabe, Extrasystolie)
- Hyperkaliämie (**cave:** Anwendung bei Polytrauma, Verbrennungspatienten, terminale Niereninsuffizienz)
- Steigerung von Hirndruck, Augeninnendruck und intraabdominalem Druck
- Histaminfreisetzung
- Muskelschmerzen

Merke:
- Triggersubstanz der malignen Hyperthermie.
- Succinylcholin nach Präoxygenierung und Präkurarisierung (2 mg Vecuronium) anwenden. Besonders bei Kindern Gabe von Atropin zur Prophylaxe einer Bradykardie.
- In der Regel kann eine Notfallintubation auch ohne Muskelrelaxanzien durchgeführt werden.
- Erhebliche Wirkungsverlängerung bei Cholinesterasemangel.

Kontraindikation
- fehlende Intubations- und Beatmungsmöglichkeit
- wegen der Gefahr einer Hyperkaliämie: Verbrennungen, neuromuskuläre Störungen (z.B. Myotonie, Querschnitt), Langzeitimmobilisation, terminale Niereninsuffizienz, vorbestehende Hyperkaliämie
- perforierende Augenverletzung (Steigerung des Augeninnendrucks)
- erhöhter intrakranieller Druck

Vecuronium

Präparat – Norcuron® (1 Amp.: 4 mg Trockensubstanz)

Wirkung → kompetitiver Acetylcholinantagonist
→ gute Intubationsbedingungen nach 2 – 3 min; Wirkungsdauer 20 – 30 min

Indikation ⇨ Muskelrelaxation (z.B. Unterdrücken von Husten und Pressen bei der Beatmung von Patienten mit erhöhtem intrakraniellen Druck)
⇨ Präkurarisierung vor der Gabe von Succinylcholin

Dosierung ➤ Initialdosis: 0,1 mg/kg
　　　　　　➤ Repetition: 0,03 – 0,05 mg/kg
　　　　　　➤ Präkurarisierung: 0,015 mg/kg

Unerwünschte Wirkungen
　　　　　　– keine

> **Cave:** Einsatz von Muskelrelaxanzien bei Patienten
> mit drohender Verlegung der Atemwege (z. B. Epiglotti-
> tis) → dem relaxierten, nicht mehr spontan atmenden
> Patienten droht bei Intubationsschwierigkeiten und
> schwieriger Maskenbeatmung ein hypoxischer Herz-
> Kreislauf-Stillstand.

Kontraindikation
　　　　　　– fehlende Intubations- und Beatmungsmöglichkeit

Infusionslösungen

Vollelektrolytlösungen

Präparat   – z. B. Ringer-Lactat-Lösung, Jonosteril®, Sterofundin®, Tutofusin®, Ionoka®

Wirkung   → Natriumionengehalt > 120 mmol/l
→ kurzzeitiger Volumeneffekt, da ein großer Teil der Elektrolytlösungen das Gefäßsystem rasch verläßt (Plasmaverweildauer 30 min)

Indikation   ⇨ isotone Dehydratation
⇨ Volumenmangel
⇨ Exsikkose
⇨ Standardinfusionslösung zur Flüssigkeitszufuhr und als Trägerlösung für Medikamente

Dosierung   ➤ nach Wirkung

Unerwünschte Wirkungen
– bei aggressiver Volumentherapie Gefahr der Ödembildung (Lunge, ZNS)

Kontraindikation
– dekompensierte Herzinsuffizienz, Lungenödem
– Hyperhydratationszustände

Halbelektrolytlösungen

Präparat   – z. B. Jonosteril® HD 5, Sterofundin® HG-5

Wirkung   → Natriumionengehalt 60 – 90 mmol/l
→ Flüssigkeits- und Kohlenhydratzufuhr (Glucoseanteil 5 %)
→ kurzzeitiger Volumeneffekt, da ein großer Teil der Elektrolytlösungen das Gefäßsystem rasch verläßt (Plasmaverweildauer 30 min)

Indikation   ⇨ hypertone Dehydratation
⇨ Exsikkose
⇨ Standardinfusionslösung bei Kindern
⇨ Volumentherapie bei Säuglingen und Kleinkindern

Dosierung   ➤ nach Wirkung

Unerwünschte Wirkungen
– bei aggressiver Volumentherapie Gefahr der Ödembildung (Lunge, ZNS)

Kontraindikation
– dekompensierte Herzinsuffizienz, Lungenödem

Plasmaersatzsstoffe (Gelatinepräparate)

Präparat   –   z. B. Gelifundol®, Gelafundin®, Haemaccel®, Physiogel®

Wirkung   →   *Plasmaersatzmittel:* kolloidale Infusionslösung zur Erhöhung des intravasalen Volumens
          →   Molekulargewicht 30 000
          →   Volumeneffekt in % des Infusionsvolumens: 70 – 90
(kein Einstrom von interstitieller Flüssigkeit)
          →   Dauer des Volumeneffektes 2 – 3 Std.

Indikation   ⇨   Volumenmangel bei Blut- bzw. Plasmaverlust

Dosierung   ➤   nach Wirkung
          ➤   max. Tagesdosis 1500 ml (bis zu 8 g / kg / Tag als Teil ei-
ner Massivtransfusion)

Unerwünschte Wirkungen
          –   Gerinnungsstörungen als Folge der Hämodilution (kei-
ne spezifischen antikoagulatorischen Eigenschaften)
          –   anaphylaktoide Reaktionen (< 1 %)

Kontraindikation
          –   bekannte Allergie gegen die betreffende Substanz

Plasmaersatzstoffe (Stärkepräparate)

Präparat   –   z. B. Plasmasteril®, HAES-steril® 6 %, 10 %, Haemofu-
sin®, Expafusin®, Onkohäs®

	6 % HAES 450/0,7	10 % HAES 200/0,5	6 % HAES 200/0,5	6 % HAES 40/0,5
Molekulargewicht	450 000	200 000	200 000	40 000
Substitutionsgrad (Vernetzungsgrad)	0,7	0,5	0,5	0,5
Konzentration (%)	6	10	6	6
Volumeneffekt (% des Infusions- volumens)	100 – 130	130 – 150	100 – 130	100
Wirkungsdauer (Std.)	8	4 – 6	4 – 6	4

Wirkung   →   *Plasmaexpander:* kolloidale Infusionslösung zur Erhöhung des intravasalen Volumens
          →   Molekulargewicht 40 000 – 450 000
          →   Volumeneffekt in % des Infusionsvolumens: 100 – 130
(Einstrom von interstitieller Flüssigkeit)
          →   Dauer des Volumeneffektes 4 – 8 Std. (je nach Moleku-
largewicht und Substitutionsgrad)

Indikation ➪ Volumenmangel bei Blut- bzw. Plasmaverlust (HAES in 6 %iger Form)
➪ Verbesserung der Mikrozirkulation (HAES in 10prozentiger Form)

Dosierung ➤ nach Wirkung
➤ max. Tagesdosis 1500 ml (bis zu 2 g/kg/Tag als Teil einer Massivtransfusion)

Unerwünschte Wirkungen
– Gerinnungsstörungen (Thrombozyten-„Coating", Faktor-VIII-Aktivität beeinträchtigt)
– anaphylaktoide Reaktionen (< 0,1 %)

Kontraindikation
– bekannte Allergie gegen die betreffende Substanz

Anhang

Standorte der Primär-Rettungshubschrauber

Bad Saarow	Christoph 49 (SAR 96)	03363 / 173103	Pieskowerstraße 33 15526 Bad Saarow
Bayreuth	Christoph 20 Durchwahl	0921 / 400-0 / 45583	Klinikum Bayreuth Preuschwitzer Straße 101 95445 Bayreuth
Berlin	Christoph 31 Durchwahl	030 / 84450 / 4068	Universitätsklinikum Benjamin Franklin Hindenburgdamm 30 12200 Berlin
Bielefeld	Christoph 13 Durchwahl	0521 / 94350 / 512244	Städt. Krankenanstalten Bielefeld-Rosenhöhe An der Rosenhöhe 27 33647 Bielefeld
Branden-burg	Christoph 35 Durchwahl	03381 / 3610 / 319000	Städtisches Klinikum Brandenburg Hochstraße 29 14770 Brandenburg
Bremen	Christoph 6 Durchwahl	0421 / 879- 1 / 879207	Zentralkrankenhaus links der Weser Senator-Weßling-Str. 1 28277 Bremen
Dresden	Christoph 38 Durchwahl	0351 / 4580 / 4412084	Medizinische Akademie Dresden Fetscherstraße 74 01307 Dresden
Duisburg	Christoph 9 Durchwahl	0203 / 7688- 1 / 76882250	Berufsgenossenschaftliche Unfallklinik Großbaumer Allee 250 47249 Duisburg
Erfurt	Christoph 50	0361 / 601540	Kastanienweg 99089 Erfurt
Eutin	Christoph 12 Durchwahl	04521 / 7870 / 73639	Kreiskrankenhaus Eutin Janusstraße 22 23701 Eutin
Frankfurt	Christoph 2 Durchwahl	069 / 475- 0 / 441033	Berufsgenossenschaftliche Unfallklinik Friedberger Landstr. 430 60389 Frankfurt / Main
Friedrichs-hafen	Christoph 45 Durchwahl	07541 / 4011 / 911954	Städtisches Krankenhaus Friedrichshafen Röntgenstraße 2 88048 Friedrichshafen

Fulda	Christoph 28 0661 / 84-1	Städt. Kliniken Fulda
	Durchwahl / 842006	Pacelliallee 4
		36043 Fulda

Göttingen	Christoph 44 0551 / 391	Universitätsklinik
	Durchwahl / 398400	Göttingen
		Robert-Koch-Straße
		37075 Göttingen

Greifswald	Christoph 47 03834 / 865838	Fleischmannstraße 17
		17487 Greifswald

Güstrow	Christoph 34 03843 / 261177	Krankenhaus Güstrow
		An der Schanze 2
		18273 Güstrow

Hamburg	Christoph 29 040 / 248281	Bundeswehr-Krankenhaus
	(SAR 71)	Hamburg
	Durchwahl 02823 / 3333	Lesserstraße 180
		22049 Hamburg

Hannover	Christoph 4 0511 / 19222	Berufsfeuerwehr Hannover,
		Rettungsleitstelle
		Feuerwehrstr. 1
		30169 Hannover

Ingolstadt	Christoph 32 0841 / 492830	Klinikum Ingolstadt
		Krumenauerstraße 25
		85049 Ingolstadt

Jena	Christoph 70 036428 / 49075	Flugplatz Schöngleina
	(SAR 77)	07646 Jena

Karlsruhe	Christoph 43 0721 / 81081	St. Vinzenzius / Vincentius-
	Durchwahl / 2142	Krankenhaus
		Steinhäuserstraße 18
		76135 Karlsruhe

Kassel	Christoph 7 0561 / 30861	DRK- Krankenhaus
	Durchwahl / 3086279	Hansteinstr. 29
		34121 Kassel

Kempten	Christoph 17 0831 / 5300	Klinik Kempten
	Durchwahl / 5303491	Oberallgäu gGmbH
		Robert-Weixler-Straße 50
		87439 Kempten

Koblenz	Christoph 23 0261 / 281-1	Bundeswehr-Zentral-
	(SAR 73)	krankenhaus Koblenz
	Durchwahl / 281-605	Rübenacher Straße 170
	-2148	56068 Koblenz

Köln	Christoph 3 0221 / 89070	Städtische Kranken-
	Durchwahl / 89072989	anstalten Köln-Merheim
		Ostmerheimer Straße 200
		51109 Köln

Leonberg	Christoph 41	07152/29497	Kreiskrankenhaus Leonberg Rutesheimer Straße 50 71229 Leonberg
Ludwigs- hafen	Christoph 5	0621/6810-0	Berufsgenossenschaftliche Unfallklinik Ludwig-Guttmann-Straße 13 67071 Ludwigshafen
Lünen	Christoph 8	02306/77-0	St. Marienhospital Altstadtstr. 23 44534 Lünen
Magdeburg	Christoph 36 Durchwahl	0391/791-0 /791-2920	Walter-Friedrich- Krankenhaus Birkenallee 34 39130 Magdeburg
München	Christoph 1 Durchwahl	089/621-0 /621-222	Städtisches Krankenhaus München-Harlaching Sanatoriumsplatz 2 81545 München
Nordhausen	Christoph 37	03631/414050	Südharz-Krankenhaus Nordhausen Dr.-Robert-Koch-Straße 39 99734 Nordhausen
Nürnberg	Christoph 27 (SAR 74)	0911/525919	Am Flughafen 90411 Nürnberg
Ochsenfurt	Christoph 18	09331/4666	Deutsche Rettungsflugwacht Ochsenfurt Am Greisenberg 25 97199 Ochsenfurt
Rendsburg	Christoph 42	04331/5111	Deutsche Rettungsflugwacht, Luftrettungszentrum II Lilienstraße 26–28 24768 Rendsburg
Rheine	Christoph 24 (SAR 76)	05971/42-1	Mathias-Spital Rheine Frankenburgstraße 31 48431 Rheine
Saar- brücken	Christoph 16 Durchwahl	0681/963-0 /963-2224	Saarbrücker Winterberg- kliniken Theodor-Heuss-Straße 122 66119 Saarbrücken
Sander- busch	Christoph 26	04422/800	Frieslandkliniken Sanderbusch Hauptstraße 26452 Sanderbusch
Schwerin	Christoph 48 (SAR 93)	0385/5202329	Klinikum Schwerin Wismarsche Straße 397 19049 Schwerin

Senftenberg	Christoph 33	03573/70850	Rettungsamt Senftenberg Ackerstraße 01968 Senftenberg
Siegen	Christoph 25	0271/3371010	Ev. Jung-Stilling- Krankenhaus Wichernstraße 40 57074 Siegen
Straubing	Christoph 15 Durchwahl	09421/710-0 /923232	Elisabeth-Krankenhaus St.-Elisabeth-Straße 23 94315 Straubing
Suhl	Christoph 60	03681/356116	Klinikum Suhl Albert-Schweitzer-Str. 19 98527 Suhl
Traunstein	Christoph 14	0861/705- 0	Stadtkrankenhaus Traunstein Cuno-Niggl-Straße 3 83278 Traunstein
Uelzen	Christoph 19 Durchwahl	0581/831 /99155	Kreiskrankenhaus Uelzen Waldstraße 2 29525 Uelzen
Ulm	Christoph 22 (SAR 75) Durchwahl	0731/171-1 /1712777	Bundeswehr-Krankenhaus Ulm Oberer Eselsberg 40 89081 Ulm/Donau
Villingen- Schwenningen	Christoph 11	07720/931617	Städt. Krankenanstalten Röntgenstraße 20 78054 Villingen-Schwen- ningen
Wittlich	Christoph 10 Durchwahl	06571/151 /151703	Kreiskrankenhaus St. Elisabeth Koblenzer Straße 54516 Wittlich
Wolfen- büttel	Christoph 30 Durchwahl	05331/3060 /907001	Städtisches Krankenhaus Wolfenbüttel Alter Weg 78 38302 Wolfenbüttel
Würselen	Christoph 21 (SAR 72)	02405/621	Kreiskrankenhaus Marienhöhe Mauerfeldchen 25 52146 Würselen
Zwickau	Christoph 46	0375/525535	Heinrich-Braun-Kranken- haus Zwickau Karl-Keil-Straße 35 08060 Zwickau

Weitere Standorte von Sekundär-Rettungshubschraubern:
1. Alarmierung über örtliche Rettungsleitstellen,
2. Alarmierung über SAR-Leitstelle Goch (Tel. 02823/3333).

Ausrüstung des NEF und des RTW

Notarzteinsatzfahrzeug (NEF)

Bestückung
Notarztkoffer (Inhalt s. u.)
Baby-Kinder-Notfallkoffer (Inhalt S. 213 f)
Kombinierter Intox-Trauma-Notfallkoffer (Inhalt S. 214 f)
Einsatztasche: „Leitender Notarzt" (S. 213)
Tragetasche mit Thorax-Drainage-Set
EKG-Defibrillator-Einheit mit externem Schrittmacher, Zubehör-
  tasche (EKG-Kabel, Klebeelektroden, Elektrodenpaste, Defipads,
  Schrittmacherkabel und -elektroden)
Automatischer oszillotonometrischer Blutdruckmesser
Notfallrespirator einsatzbereit mit Beatmungsschlauch, PEEP-Ventil
  und O_2-Flasche (1 l) auf Trageplatte (z. B. Dräger Oxylog®)
Reservetasche für Notfallrespirator (Beatmungsschlauch,
  PEEP-Ventil, O_2-Flasche (1 l), Maulschlüssel 30/32)
Sauerstoffvorrat (5-l-Flasche u. 2,6-l-Flasche mit Dosiergerät)
Puls-Oxymeter
Magenspüleinheit
Aktenkoffer mit Formularen, Informationsschriften etc.
Kamera zur Dokumentation
Funksprechausrüstung:
a) FuG 8a mit Statusgeber und Kennung
b) 2 Personalalarmierungsgeräte „Pager 2"
c) Handfunksprechgerät FuG 10

Technische Ausrüstung
2 Schutzhelme
3 Warnwesten
2 Paar Gummistiefel
1 Feuerlöscher-ABC-Pulver 2 kg
1 Brecheisen
1 akkubetriebene Taschenlampe
1 Handscheinwerfer
1 Straßenverzeichnis
1 Stadtatlas
1 Starthilfekabel
1 Entriegelungsschlüssel
1 Schlüsselbund
2 Wolldecken (nach Jahreszeit)

Notarztkoffer

Instrumente/Geräte und Material
Beatmungsbeutel
Beatmungsmasken Gr. 3 – 5
Guedel-Tuben Gr. 1 – 4

Beißkeil
Absaugpumpe
je 2 Absaugkatheter Ch 8 – 12 – 16
Laryngoskop mit Kaltlichtquelle
Fiber-Laryngoskopspatel (Macintosh), Gr. 1 – 3 – 4
Magill-Zange, groß
Magill-Zange, klein
Endotrachealtuben (Low pressure Cuff):
je 1 mit Cuff: 5,0 – 6,0 – 7,0 – 7,5 – 8,0 mm
je 1 ohne Cuff: 2,5 – 3,0 – 3,5 – 4,0 – 4,5 mm
Kunststoffführungsstab für Endotrachealtubus

manuelles Blutdruckmeßgerät
Stethoskop
Reflexhammer
Kleiderschere
Kocher-Klemme (14 cm)
Stauschlauch
elektronisches Blutzucker-Meßgerät incl. Meßsensoren

Venenverweilkanülen
3 Stück Größe 1,2 (grün)
3 Stück Größe 2,0 (orange)
3 Stück Größe 0,8 (blau)
je 2 Stück Größe 3 (5 cm und 8 cm)

Injektionsnadeln:
10 × Nr. 1
  3 × Nr. 12
Cavafix-Subklaviakatheter (45 cm, 1,7 × 8 cm) (Code- Ziffer 358)
6 Braunülen-Stopfen (IN-Stopfen)
2 Dreiwegehähne

Einmalspritzen
10 ×   2 ml
  5 ×   5 ml
10 × 10 ml
  3 × 20 ml

10 Tupfer, unsteril
2 Kompressen 10 × 10 cm, steril
2 Verbandpäckchen 80 × 100 mm
1 Sirius-Rettungsdecke, groß
Leukoplastpflaster
2 × 2,5 cm Breite
1 × 1,25 cm Breite

2 Infusionssysteme
1 Einmalmagensonde, einlumig Ch 16
Untersuchungshandschuhe
10 Paar (mittlere Größe) unsteril
1 Paar (mittlere Größe) steril

Rückatmungsbeutel
Desinfektionsspray
1 Tube Xylocain-Gel 2 %
Dextrostix mit Lanzetten (NA-Koffer RTW)
2 Einmalrasierer mit Schutzkappe
2 Schutzbrillen
5 Mundschutz
2 Serummonovetten
1 Einmalskalpell, spitz (Nr. 11)
1 Kontamed-Box, klein (Kanülenabwurf)

Medikamente

Aqua ad inj. (Kunststoffamp.)	4 Amp.	20 ml	
Atosil	1 Amp.	2 ml = 50 mg	Promethazin
Atropin	4 Amp.	1 ml = 0,5 mg	Atropin
Bronchospasmin	2 Amp.	1 ml = 0,09 mg	Reproterol
Buscopan	1 Amp.	1 ml = 20 mg	Butyl-Scopolamin
Calcium 10 %	2 Amp.	10 ml = 1 g	Calciumgluconat
Dopamin	2 Amp.	10 ml = 200 mg	Dopamin
Ebrantil	2 Amp.	10 ml = 50 mg	Urapidil
Etomidat-Lipuro	2 Amp.	10 ml = 20 mg	Etomidat
Euphyllin	3 Amp.	10 ml = 240 mg	Theophyllin
Fentanyl (BtmVV) (Tasche RettAss.)	2 Amp.	10 ml = 0,5 mg	Fentanyl
Fortecortin	1 Amp.	5 ml = 40 mg	Dexamethason
Lasix	2 Amp.	2 ml = 20 mg	Furosemid
Haldol	2 Amp.	1 ml = 5 mg	Haloperidol
Isoptin	2 Amp.	2 ml = 5 mg	Verapamil
Isoton. Kochsalzlösung (Kunststoffamp.)	4 Amp.	20 ml NaCl 0,9 %	
Kaliumlactat	1 Amp.	20 ml = 20 mmol	Kalium
Ketanest	4 Amp.	2 ml = 100 mg	Katamin
MCP-ratiopharm (Paspertin)	1 Amp.	2 ml = 10 mg	Metoclopramid
Methergin	1 Amp.	1 ml = 200 mg	Methylergometrin
Morphin hydrochl. (BtmVV) (Tasche Rettungs-Assistent)	4 Amp.	1 ml = 10 mg	Morphin
Narcanti	1 Amp.	1 ml = 0,4 mg	Naloxon
Phenhydan	1 Amp.	5 ml = 250 mg	Phenytoin
Rytmonorm	1 Amp.	20 ml = 70 mg	Propafenon
Succinyl Asta Siccum	1 Amp. + 25 ml = 500 mg		
Suprarenin	1 Inj.Fl.	25 ml = 25 mg	Adrenalin
Suprarenin	5 Amp.	1 ml = 1 mg	Adrenalin
Tavegil	1 Amp.	5 ml = 2 mg	Meclastin
Trapanal	2 Amp. + 20 ml = 500 mg		Thiopental
Tramal (nur NA-Koffer RTW)	4 Amp.	2 ml = 100 mg	Tramadol
Urbason solub. forte	4 Amp. + 5 ml = 250 mg		Methylprednisolon
Valium	3 Amp.	2 ml = 10 mg	Diazepam
Xylocain 2 %	3 Amp.	5 ml = 100 mg	Lidocain

Auxiloson-Spray	70 mg Dexamethason = 1,125 mg/Hub	
+ Tube Inhaler (Tubusadapter für Sprayflaschen)		
Berotec-Spray		
mit Spacer	1 Dosis = 0,2 mg	Fenoterol
Nitrolingual-Spray	1 Dosis = 0,4 mg	Glyceroltrinitrat
Adalat Kapseln	4 Stück 10 mg	Nifedipin
Diazepam Desitin	2 Rektiolen 2,5 ml = 5 mg	Diazepam
Valium Tabletten	5 Stück 5 mg	Diazepam
Jonosteril	1 Fl. 500 ml	
Natrium-		
bicarbonat 8,4 %	1 Fl. 100 ml	
Glucosteril 50 %	1 Fl. 100 ml	

Einsatztasche „Leitender Notarzt"

1 Warnweste mit Beschriftung „Leitender Notarzt"
1 Helm mit Beschriftung „Leitender Notarzt"
40 Anhängekarten für Notfallpatienten (Sichtung, Diagnose, Thera-
    pie, Transportziel)
1 Klemmbrett mit Schreiber, mehrere wasserfeste Marker
Sonstiges Material zur Dokumentation und Kommunikation

Thorax-Drainage-Set

2 Vygon Thorax-Drainage-Set CH 24 in Tragetasche

Baby-Kinder-Notfallkoffer

Instrumente/Geräte und Material
Beatmungsbeutel für Säuglinge und für Kleinkinder
Sauerstoffreservoirschlauch
Beatmungsmasken (Rendell-Baker) Gr. 0 – 1 – 2
Beatmungsmasken (Ambu-Vollgummi) Gr. 1
Guedel-Tuben Gr. 000 – 00 – 0 – 1 – 2
Sekret-Handabsaugpumpe
je 2 Absaugkatheter Ch 6 – 8 – 12

Neugeborenen-Laryngoskop (NicaTron S)
Laryngoskopspatel Gr. 0 und 1 (Päd.) Gr. 1 (Macintosh)
Magill-Zange, klein
Endotrachealtuben (ohne Cuff):
je 1 2,5 – 3,0 – 3,5 – 4,0 – 4,5 mm

Blutdruckmesser für Säuglinge und Kinder mit 2 Manschetten
Kinderstethoskop, Doppelkopf (Lithmann)
Elektronisches Fieberthermometer (digital)

Venenverweilkanülen:
3 Stück, Größe 24 G (gelb)
3 Stück, Größe 0,8 (blau)
Cavafix-Subklaviakatheter 32 cm, 1,05 × 4 cm (Code- Ziffer 134)

je 3 Injektionsnadeln Gr. 1 – 12 – 18

1 Infusionssystem
10 Tupfer, unsteril
2 Kompressen 10 × 10 cm, steril
2 Verbandpäckchen 80 × 100 mm
1 Aluderm-Verbandtuch, klein 60 × 80 mm
1 Baldur-Silberwindel
1 Sirius-Rettungsdecke, groß
Leukoplast:
2 × 2,5 cm Breite
1 × 1,25 cm Breite
Sterile Handschuhe Gr. 7 und 8
5 Einmal-Nabelschnurklemmen
2 Plastikmundspatel

Kleines chirurgisches Besteck
1 Pinzette mit Feilchenfeld 11 cm
1 Mosquito-Klemme 11 cm
1 Chirurgische Pinzette 14 cm
1 Anatomische Pinzette 14 cm
1 Verbandschere, gerade, 14 cm
1 Kornzange 20 cm
1 Nabelschnurschere 14 cm
1 Chirurgische Schere 14 cm
1 Skalpell spitz (Nr. 11)
1 Skalpell rund/klein (Nr. 15)

Infusionen
2 HG 5 % (250 ml)

Medikamente
2 Benuron Supp. 250 mg
2 Rectodelt Supp. 100 mg
2 Desitin Diazepam Rektiole 5 mg

Kombinierter Intox-Trauma-Notfallkoffer

Medikamente

Akineton	5 Amp.	1 ml =	5 mg
Anticholium	5 Amp.	5 ml =	2 mg
Atropin	5 Amp.	10 ml = 100 mg	
Auxiloson-Spray	5 Fl.	(70 mg Dexamethason	
		= 1,125 mg/Hub)	
Calcium 10 %	5 Amp.	10 ml =	1 g
4-Dimethylaminophenol	2 Amp.	5 ml = 250 mg	
Methylenblau Vitis	10 Amp.	10 ml = 100 mg	
Narcanti	5 Amp.	1 ml = 0,4 mg	
Natriumsulfat		50 g	
Natriumthiosulfat 10 %	10 Amp.	10 ml = 1 g	
Orpec oder Ipalat Sirup		175 ml	
Parafin liqu.	1 Fl.	500 ml	
Sab simplex	4 Fl.	30 ml	
Toxogonin	5 Amp.	1 ml = 250 mg	

Meßbecher 250 ml
Indikatorpapier
Dosiermanual
Antidotinformationen, Verzeichnis der Vergiftungszentralen

Magenspülset
Trichter
Meßbecher
Magenschläuche, groß und klein
Kohlekompretten (100)
Asservatflasche

Dekontamination
Lutrol E 400 (g)

Kombiniertes chirurgisches Besteck
2 Wundhaken 6-Zinker
2 Wundhaken 4-Zinker
2 Wundhaken 3-Zinker
1 Wundhaken 1-Zinker
3 Pean-Klemmen
3 Kocher-Klemmen
2 Mosquito-Klemmen 11 cm
2 Nadelhalter, Mathieu, 14 cm
2 Pinzetten, chirurgisch, 14 cm
1 Pinzette, schlank, aufgebogen 11 cm
2 chirurgische Scheren, groß, gebogen
1 chirurgische Gefäßschere
1 Amputationssäge 24 cm
1 Sterilhülle

Koniotomieset
Mini-Trach-II-Set (Portex)

Abnabelungsbesteck
1 Nabelschnurschere
1 Cooper-Schere
3 Nabelschnurklemmen (Einmalgebrauch)

Sonstiges
1 Esmarch-Abbinder 100 cm
je 3 Einmalskalpelle (Nr. 11 – 15 – 21)
je 5 Nahtmaterial Seide (2,0 – 3,0)
2 Nahtmaterial, monofil 3,0
1 Nahtmaterial, Catgut
1 Gummischlauch
1 Präzisionsthermometer, elektronisch

Rettungstransportwagen (RTW)

Technische Ausrüstung
2 Schutzhelme
2 Warnwesten
1 Klapp-Hackspaten
1 Feuerlöscher PU 6 G
1 Brecheisen
1 Taschenlampe
1 Handscheinwerfer
1 Werkzeugsatz
1 Stadtatlas
1 Paar Schutzhandschuhe
1 Entriegelungsschlüssel
1 Schlüsselbund
2 Sauerstoffflaschen 10 l

Funksprechausrüstung
1 FUG 8a mit Statusgeber und Kennung

Medizinische Bestückung
1 EKG-Defibrillator-Einheit und Zubehör, halbautomatischer
  Defibrillator (Lifepack 300)
1 Notfall-Beatmungsgerät, einsatzbereit mit Beatmungsschlauch,
  PEEP-Ventil, mit Trageplatte und Kupplung für Fahrzeuganschluß
1 Replantat-Rettungsbox (2 Replantatbeutel, groß und klein;
  3 Einheiten „künstliches Eis", Kompressen, Handschuhe, Verband)
1 Koffer mit Verbandmaterial (Verbandpäckchen, Kompressen,
  Verbandtücher für Verbrennungen, Mullbinden etc., Verletzten-An-
  hängekarten)

Notfalltasche:
1 Beatmungsbeutel
je 1 Beatmungsmaske Gr. 2 – 3 – 5
je 1 Guedel-Tubus Gr. 2 – 4 – 5
1 Absaugpumpe
je 3 Absaugkatheter Ch 8 – 12 – 16
1 Gummimundkeil
1 Blutdruckmeßgerät
1 Stethoskop
2 Leukoplastpflaster (2,5 cm Breite)
1 Schere
1 Venenverweilkanüle Größe 1,2 (grün)
1 Venenverweilkanüle Größe 2,0 (orange)
1 Infusionsbesteck
Dextrostix
1 Stauschlauch
1 Jonosteril
1 Verbandpäckchen 80 × 100
1 Brandwundenverbandpäckchen
Einmalhandschuhe, unsteril

Kontamed-Box klein (Kanülenabwurf)
1 Vakuummatratze
1 Schaufeltrage mit Sitzteil und Gurten
Wandbehälter für je 5 Absaugkatheter Ch 6 – 8 – 12 – 16
Wandbehälter für je 2 Cavafixkatheter 45 cm, 32-cm-Kinderkatheter
Wandbehälter für 10 Sauerstoffnasensonden
1 Unfallhülle – Leichensack
1 Abnabelungsbesteck-Koffer
1 Sprühflasche Flächendesinfektionsmittel
1 Notarztkoffer Clinomed (Reserve-Notfallkoffer) (Inhalt S. 210; jedoch ohne BtM; ExacTech-Blutzuckerbestimmungsgerät wird durch Dextrostix ersetzt)
1 Säuglingskoffer (Ulmer Koffer)
1 Ordner MedGV

Schubladenschrank (Beispiel für Aufteilung)
Schublade 1
Beatmungsschlauch-Oxylog (Reserve); Ambumasken Gr. 2, 3, 5; EKG-Kabel, Elektroden-Gel, EKG-Elektroden, 2 Schutzbrillen, 10 Mundschutz, 1 Paar Defi-Elektroden

Antidot-Set „Rauchgasvergiftung"

4-Dimethylaminophenol	5 Amp.	5 ml = 250 mg
Natriumthiosulfat 10 %	25 Amp.	10 ml = 1 g
Auxiloson-Spray	2 Flaschen	

Schublade 2
je 1 Guedel-Tubus Gr. 3, 4, 5; 1 Verbandschere; 1 Kocher-Klemme; je 1 Magill-Zange groß und klein; 1 Xylocain-Gel; 1 Desinfektionsspray; 2 Einmalrasierer mit Schutzkappe; 1 Blutdruckmeßgerät; 1 Stethoskop; je 1 Laryngoskop mit Spatel (McIntosh) Gr. 1, 3, 4; 1 Gummimundkeil; 1 Staubinde; 1 Gummischlauch als Staubinde; je 2 Leukoplast 1,25 und 2,5 cm Breite; Dextrostix + Lanzetten; Schale mit sterilen Tupfern und Platten

Schublade 3
10 Einmalspritzen 2 ml, 5 5 ml, 10 10 ml, 5 20 ml
10 Venenverweil-Kanülen Gr. 1, 2 (grün)
10 Injektionsnadeln Nr. 1; 20 Braunülen-Stopfen; 2 Serummonovetten 10 ml

Schublade 4
Medikamente (S. 218 f)

Schublade 5
8 Venenverweil-Kanülen 2,0 (orange); 5 Venenverweil-Kanülen Gr. 0,8 (blau); 5 Dreiweghähne; je 10 Injektionsnadeln Nr. 1 und 2; je 3 Braunülen Nr. 3, 5 cm und 8 cm

Schublade 6
Infusionen

Schublade 7
Endotrachealtuben (high volume, low pressure Cuff):
je 1 mit Cuff: 5,0 – 5,5 – 6,0 – 6,5 – 7,0 – 7,5 – 8,0 mm
je 1 ohne Cuff: 2,5 – 3,0 – 3,5 – 4,0 – 4,5 mm
je 1 Guedel-Tubus Gr. 2 – 3 – 4 – 5
2 Einmalmagensonden steril, Ch 16

Schublade 8
je 2 Aludermtücher 60 × 80 und 80 × 120 cm
je 5 Verbandpäckchen 80 × 100 und 100 × ×120 mm
je 5 Mullbinden 4 – 8 – 12 × 400 cm
6 Brandwundenverbandpäckchen
2 Sirius-Rettungsdecken
2 Aluderm-Verbandtücher, groß und klein
je 2 × 10 Mullkompressen 10 × 10 und 10 × 20 cm
1 Hansaplast 6 cm Breite
4 Idealbinden 8 cm Breite

Schublade 9
1 Karton (mittlere Größe) Einmalhandschuhe, unsteril
3 Paar Einmal-OP-Handschuhe, steril Gr. 7,5
1 Handwaschbürste, 20 Einmalhandtücher

Schublade 10
10 Infusionsbestecke
1 Infusionsdruckmanschette

Sonstiges
Fußpumpe für Vakuummatratze; 2 Infusionshalter; Bergetücher (1 ×
Leinen und 1 × Complan); 2 Winkelschienen; je 1 Set in Tasche Vaku-
umschienen (Erwachsene / Kinder) Arm und Bein; 1 Handabsaugpum-
pe; 2 Wolldecken; 2 Ersatzkittel; 2 Infektionsschutzpakete; 10 Ein-
weglaken; Zellstoff; Nierenschalen; sterile Tupfer und Platten zur Re-
serve; Steckbecken; Urinflasche; Kleiderschere in Wandhalterung;
Sauerstoffarmatur mit Beatmungsbeutel, Beatmungsmaske Gr. 4 und
Sauerstoffmaske mit Rückatmungsbeutel; 2 Aluderm-Bettücher; 1
Set Stifnek Halskrausen (Tall, Regular, Short, No-Neck, Pediatric,
Baby No-Neck)
Wandhalterung für EKG-Defibrillations-Einheit; Tragestuhl; Gurt-
verlängerung für Vakuummatratze

Medikamente und Infusionen

Medikamente

Aqua ad inj. (Kunststoffamp.)	4 Amp.	20 ml	
Atosil	2 Amp.	2 ml = 50 mg	Promethazin
Atropin	4 Amp.	1 ml = 0,5 mg	Atropin
Bronchospasmin	2 Amp.	1 ml = 0,09 mg	Reproterol
Buscopan	1 Amp.	1 ml = 20 mg	Butyl-Scopolamin
Calcium 10 %	3 Amp.	10 ml = 1 g	Calciumgluconat
Dopamin	2 Amp.	10 ml = 200 mg	Dopamin

Ebrantil	2 Amp.	10 ml = 50 mg	Urapidil
Etomidat-Lipuro	3 Amp.	10 ml = 20 mg	Etomidat
Euphyllin	3 Amp.	10 ml = 240 mg	Theophyllin
Fortecortin	1 Amp.	5 ml = 40 mg	Dexamethason
Furosemid (Lasix)	2 Amp.	2 ml = 20 mg	Furosemid
Haldol	2 Amp.	1 ml = 5 mg	Haloperidol
Isoptin	2 Amp.	2 ml = 5 mg	Verapamil
Isoton. Kochsalzlösung	4 Amp.	20 ml = NaCl 0,9 %	
Kaliumlactat	1 Amp.	20 ml = 20 mmol	Kalium
Ketanest	2 Amp.	2 ml = 100 mg	Ketamin
MCP-ratiopharm (Paspertin)	1 Amp.	2 ml = 10 mg	Metoclopramid
Narcanti	1 Amp.	1 ml = 0,4 mg	Naloxon
Phenhydan	1 Amp.	5 ml = 250 mg	Phenytoin
Rytmonorm	1 Amp.	20 ml = 70 mg	Propafenon
Succinyl Asta siccum	1 Amp.	25 ml = 500 mg	Succinyl
Suprarenin	1 Inj.Fl.	25 ml = 25 mg	Adrenalin
Suprarenin	5 Amp.	1 ml = 1 mg	Adrenalin
Tavegil	1 Amp.	5 ml = 2 mg	Meclastin
Tramal	2 Amp.	2 ml = 100 mg	Tramadol
Trapanal	2 Amp. +	20 ml = 500 mg	Thiopental
Urbason solub. forte	2 Amp. +	5 ml = 250 mg	Methylprednisolon
Valium	3 Amp.	2 ml = 10 mg	Diazepam
Xylocain 2 %	2 Amp.	5 ml = 100 ml	Lidocain

Medikamentenregister

Sachverzeichnis

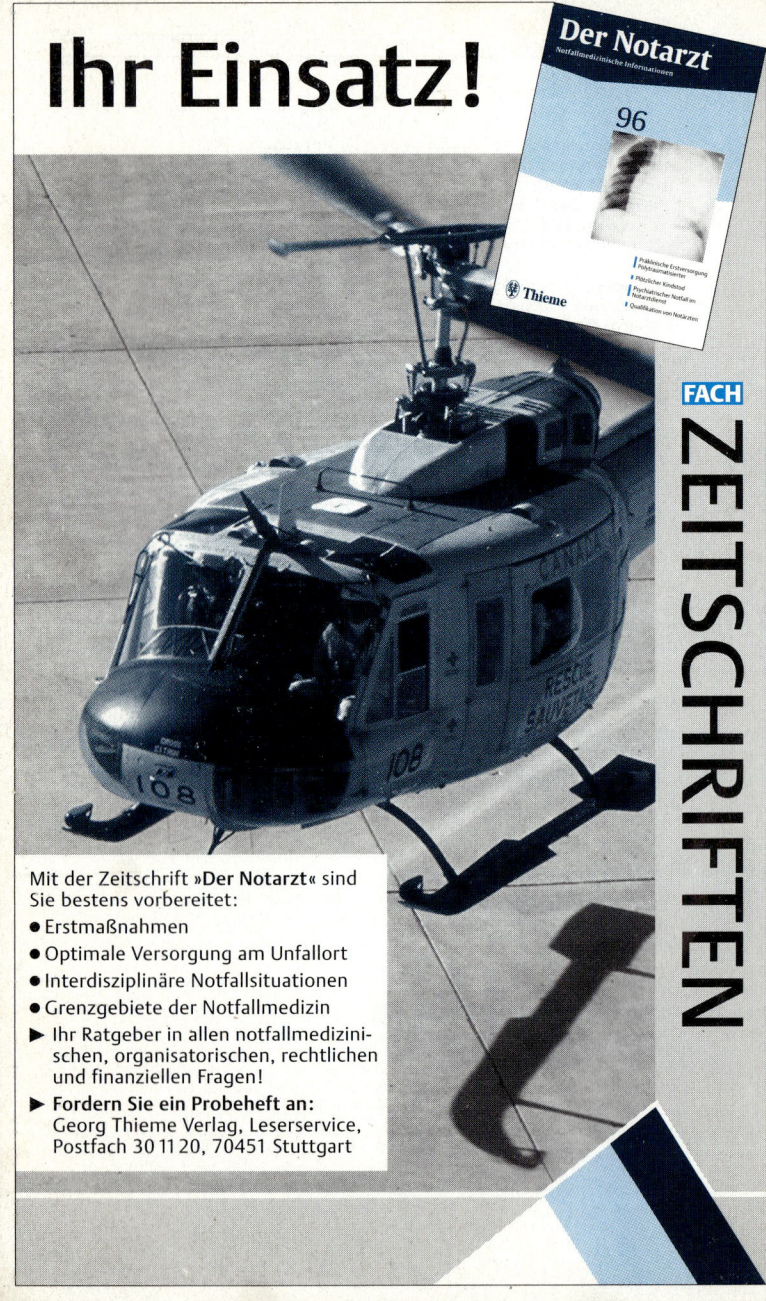

ZUM SCHLUSS

Doch nun wär es besser, wenn ich
endlich enden würde, denn ich
seh es schon an euren Augen,
dass mit Müh nur ihr könnt saugen
auf in euch die Geistesblitze,
welche durch die schmale Ritze
meiner Feder bläulich fließen.
Also gut, ich will jetzt schließen.
Pegasus, hau ab, geh äsen! – – –
Und

AUF FROHES WIEDERLESEN

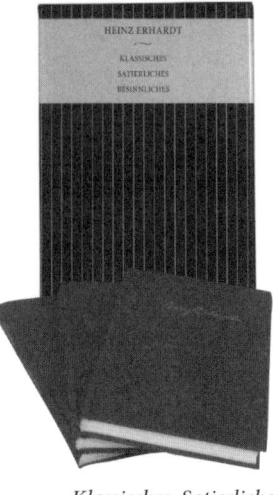
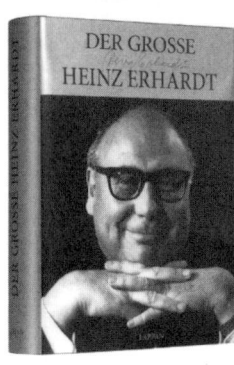
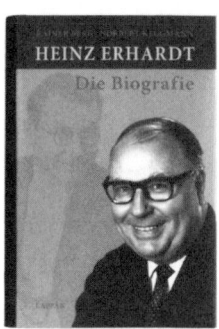
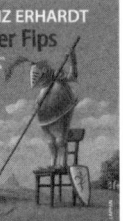
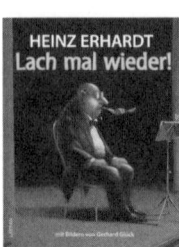
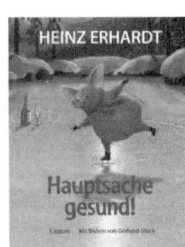
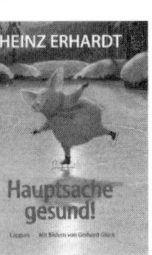
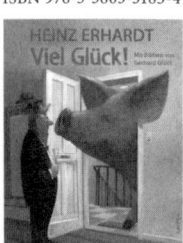